J. LEFORT

ÉDITEUR

A LILLE

Mᵐᵉ S. W.

JOURNAL

DE CLOTILDE

pages sérieuses
commencées à son retour de pension.

MÊME MAISON

Paris, 30, rue des SS. Pères

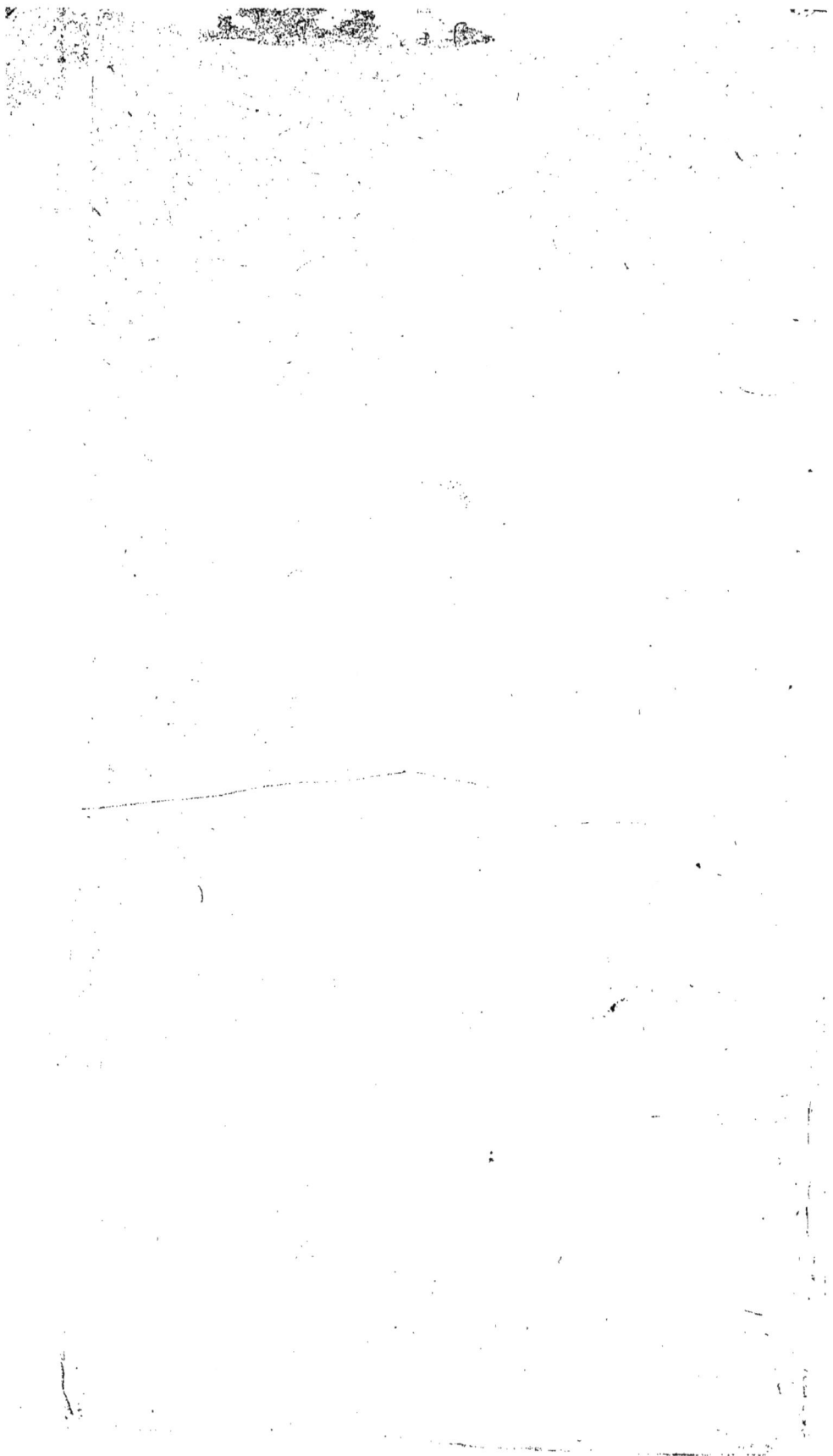

JOURNAL

DE CLOTILDE

In-18 jésus. 1re série.

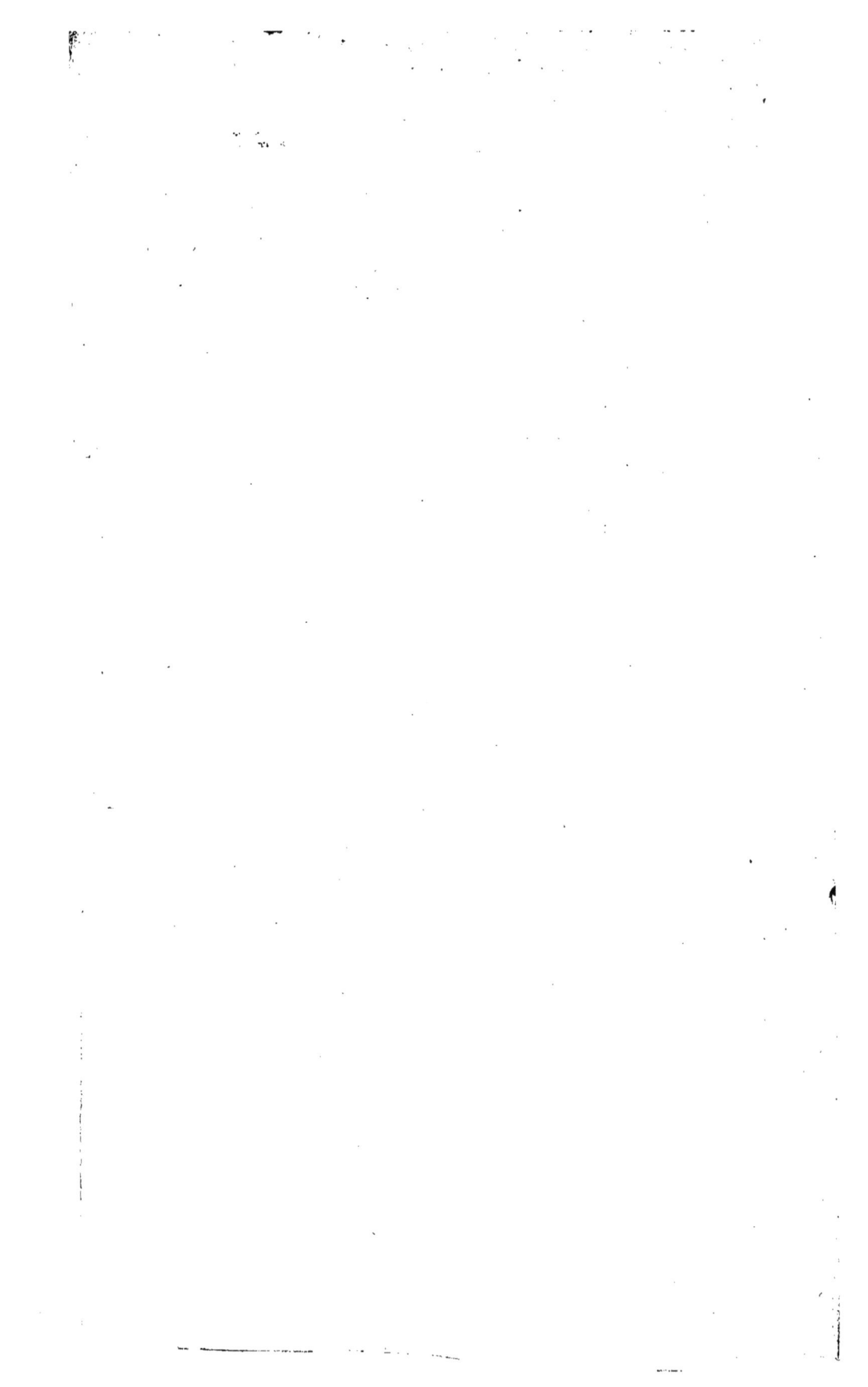

JOURNAL
DE CLOTILDE

PAGES SÉRIEUSES COMMENCÉES A SON RETOUR DE PENSION

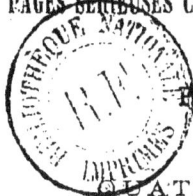

PAR M‍lle S. W.

QUATRIÈME ÉDITION

> Si le moraliste frappait inutilement à la porte, pour offrir la vérité, il devrait essayer d'entrer par la fenêtre ; car c'est une marque de bonté que de prendre le soin de la faire arriver à l'attention. Mais s'il manque du talent, de la dextérité qui prépare et exécute les moyens, il est du devoir de celui qui aime la vérité, de l'accueillir par où elle frappe.

—◦⋙—

LIBRAIRIE DE J. LEFORT

IMPRIMEUR, ÉDITEUR

LILLE	PARIS
rue Charles de Muyssart, 24	rue des Saints-Pères, 30

Propriété et droit de traduction réservés.

Nous soussigné, Evêque de Nancy
et de Toul, après nous être fait
rendre compte du Journal de Clotilde, par Mlle S. W., de notre
diocèse, croyons faire une chose
utile en recommandant aux jeunes

personnes la lecture d'un ouvrage qui, par l'opportunité des sujets qu'il traite, devra être accueilli avec reconnaissance de toutes les familles chrétiennes.

† CHARLES,

ÉVÊQUE DE NANCY ET DE TOUL.

A MES ÉLÈVES

Il est si facile aujourd'hui de publier ses pensées, et d'ailleurs on imprime tant de choses de médiocre valeur, qu'il m'est bien permis d'user du même moyen pour vous offrir ces pages.

Recevez-les, chères et bien-aimées élèves, comme un élan de mon cœur vers le vôtre, et la preuve de ce que je désire pour vous de vrai bonheur.

Plusieurs peut-être préféreraient des récits romantiques et des histoires émouvantes à ces sages réflexions d'une jeune personne qui vécut d'une vie commune, et qui rentra souvent en elle-même pour y méditer les enseignements de la foi.

Chères amies, c'est précisément parce que l'héroïne qui m'a fourni ces matériaux a vécu comme la plupart des jeunes personnes, sans grands événements ni péripéties dramatiques, qu'il m'a semblé bon de la mettre un instant sous vos yeux, avec ses luttes, ses faiblesses et ses vertus de tous les jours. Comme beaucoup d'autres, elle eut les fausses joies de bien des illusions et les douleurs de bien des réalités. Mais, mieux que beaucoup d'autres, elle sut en tirer ce sage et bienfaisant parti qui fait dire : « Gloire à Dieu, et bénies soient les divines espérances qu'il a données aux âmes de bonne volonté! »

Chères amies, que votre vœu le plus ardent soit de plaire à Dieu! vous accomplirez ainsi le plus cher de mes désirs.

CLOTILDE EN M'ENVOYANT SON JOURNAL

Chère maîtresse et amie,

Vous trouverez bien des misères déjà connues dans ce cahier que mon affection et ma confiance vous adressent. Souvent, depuis que j'ai le projet de vous l'envoyer, je me suis demandé si la réserve gardée sur tant de défauts de caractère, et l'extension que je donne parfois à mes confidences sur mes meilleurs sentiments, ne formaient pas une suite d'erreurs réunies par l'amour-propre.

2

LILLE — J. LEFORT, LIBRAIRE - ÉDITEUR, RUE CHARLES DE MUYSSART. 24.

PARIS — RUE DES SAINTS-PÈRES. 30. J. MOLLIE, LIBRAIRE-GÉRANT.

LA VIE DES SAINTS

16ᵉ édition révisée, complétée et continuée jusqu'à notre temps

AVEC

Le Martyrologe romain — un Traité de la canonisation des Saints
Le Panégyrique des Saints et Martyrs par le diacre Constantin, tr. de M. Bonnetty,
l'Opuscule de Lactance sur la mort des persécuteurs de l'Eglise
Un Traité des fêtes mobiles renfermant le Discours du Cardinal Giraud sur le Sacré-Cœur
Le Catalogue de tous les Saints et Saintes compris dans le Martyrologe

approuvée

Par NN. SS. les Archevêques et Évêques :

DE CAMBRAI — DE LYON — DE TOULOUSE

D'AMIENS, DE LA ROCHELLE, DE POITIERS, DE METZ, DE NANTES, D'ORLÉANS, DE MONTRÉAL *(CANADA)*

Cinq tables :
Celle spéciale à chaque Tome,
Générale des matières,
Chronologique,
Traits d'histoire, réflexions propres à être citées dans les catéchismes,
Cours de lectures et sujets de méditations.

ornée

de deux belles gravures sur acier et d'une vignette initiale à la première vie de chaque jour.

PUBLIÉE EN DEUX FORMATS :

12 volumes gr. in-12 | 6 volumes gr. in-8°

broché. . . . . . 42 »		broché. . . . . . 42 »
rel. percaline chagrinée. . . 50 »		rel. percaline chagrinée. . . 50 »
percal. chagrinée, haute tr. dorée. . 57 »		percal. chagrinée , haute tr. dorée. . 57 »
façon chagrin, demi-rel., tr. jaspée. 65 »		façon chagrin, demi-rel., tr. jaspée. 65 »
chagrin, demi-rel., plats dorés, tr. dorée. 75 »		chagrin, demi-rel., plats dorés, tr. dorée. 75 »

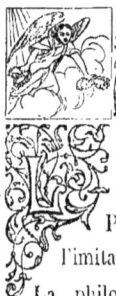

LE travail de révision et de continuation qui enrichit cette édition est complet. Il est l'œuvre de quatre écrivains d'un mérite incontestable et d'une science reconnue : MM. TRESVAUX DU FRAVAL, vicaire général de Paris, Mgr DE RAM, recteur de l'université catholique de Louvain, LE GLAY, auteur de l'*Histoire ecclésiastique du diocèse de Cambrai*, et M. L'ABBÉ HERBET, auteur de l'*Imitation méditée*, qui y a ajouté des réflexions pour chaque jour de l'année.

Par leurs soins cet ouvrage réunit à la vérité de l'histoire l'onction qui porte à l'imitation des saints.

La philosophie la moins croyante s'accorde presque partout aujourd'hui à reconnaître les immenses services que le christianisme a rendus à la civilisation. Presque partout aussi elle s'accorde à déplorer le vide où conduit l'incrédulité. Les bons esprits reviennent aux croyances de nos pères ; et, fatiguées de lectures qui n'apprennent rien, qui ne laissent après elle pas même un souvenir, nos populations veulent lire et veulent des lectures solides; telles sont les VIES DES SAINTS.

Cette édition, remarquable par son exécution, convient au clergé, aux communautés, aux fidèles.

« Je voudrais, dit Mgr L'ÉVÊQUE D'ORLÉANS dans son approbation, la voir au foyer de toutes les familles chrétiennes; on y apprendrait à connaître et à aimer les saints. »

LES DOUZE MOIS DE L'ANNÉE SANCTIFIÉS, méditations pour chaque jour de l'année; par l'abbé Cirier, chanoine de Reims; *ouvrage approuvé* par S. E. le cardinal Gousset. 3 vol. in-12. 7 50

LETTRES DE S. AUGUSTIN; traduites par M. Poujoulat et précédées d'une introduction par le même. 4 forts vol. in-8°. 16 »

OEUVRES DU CARDINAL GIRAUD, grand in-8° *portrait*. 9 »
— — 2 vol. grand in-12. 7 50

INSTRUCTIONS PASTORALES ET MANDEMENTS de Mgr Regnier, archevêque de Cambrai. 3 vol. in-8°. . . . 12 »

OEUVRES COMPLÈTES DE FÉNELON, archevêque de Cambrai; *portrait* et *fac-simile*. 10 vol. grand in-8°. . . . 80 »

OEUVRES COMPLÈTES DE BOURDALOUE. 5 vol. in-8°. 20 »

OEUVRES COMPLÈTES DE MASSILLON. 8 vol. in-8°. . 14 »

PRATIQUE DE LA PERFECTION CHRÉTIENNE du P. Rodriguez, traduction de l'abbé Regnier-Desmarais de l'académie française. 3 vol. grand in-12. . . . . 6 75

HISTOIRE DE L'ÉGLISE, de Bérault-Bercastel, continuée par Henrion. 13 vol. in-8°. . . . . 48 »

SAINTE (la) BIBLE — l'Ancien et le Nouveau Testament — traduction en forme de paraphrase par le P. de Carrières, avec les commentaires de Menochius. 8 forts vol. p. in-8°. . 28 »

DICTIONNAIRE DE THÉOLOGIE; par l'abbé Bergier, édition augmentée d'un grand nombre d'articles nouveaux. 4 vol. in-8°. 18 »

COURS D'INSTRUCTIONS PASTORALES sur les épîtres et les évangiles des dimanches et fêtes de l'année; par l'abbé Villy. 2 vol. grand in-12. . . . . 6 »

INSTRUCTIONS FAMILIÈRES; par Heury, curé de Surice. Edition *revue* et *augmentée*. grand in-12. . . . . 4 »

BENOIT JOSEPH LABRE (Bx), célèbre pèlerin français, sa vie, ses vertus, ses miracles; par l'abbé J. Desnoyers, *avec approbation*. 2 forts vol. in-8°. 2 *gravures*. . . . . 12 »

GERMAINE COUSIN (Ste) bergère de Pibrac; par de Montrond. in-8°. 1 25

FOURIER DE MATTAINCOURT (Bx) par le comte de Lambel. in-8°. 1 25

COLLECTION DE LA BIBLIOTHÈQUE DE LILLE, depuis son origine, l'année 1868 comprise, 728 volumes :
Brochés. . . . . 252 »
Cartonnés en 405 volumes. . . . . 315 »

Cette Collection se compose de 728 vol. — 560 in-18 et 168 in-12, — en 555 ouvrages différents et inédits. Un catalogue spécial renseigne sur chaque ouvrage. — Envoi *franco*; remise et facilité de paiement. *Chaque ouvrage se vend aussi séparément.* — Voir le Prospectus pour 1869.

DICTIONNAIRE HISTORIQUE; par l'abbé de Feller; édition revue et continuée par MM. Ch. Weiss, l'abbé Busson et J. Le Glay. 9 vol. grand in-8°. . . . . 56 »
— Le dernier supplément (1850-1856) *séparément*. gr. in-8°. 3 »

LILLE. TYP. J. LEFORT. 1868.

volumes p. in-12,

REVUS AVEC SOIN

la plupart augmentés de la ste messe et des vêpres, et ornés d'une gravure.

Prix : 1 fr. 50 le volume.

AVRILLON. . CONDUITE pour le Carême, Pâques et Pentecôte.
CONDUITE pour le St-Sacrement, l'Assomption et l'Avent.

BAUDRAND. . . L'AME ÉLEVÉE A DIEU.
L'AME SUR LE CALVAIRE, *et* l'Ame contemplant.

BOSSUET. . . . MÉDITATIONS SUR L'ÉVANGILE. 2 vol.

BOURDALOUE. . PENSÉES DE BOURDALOUE. 2 vol.

CARCADO (Mme de). L'AME UNIE A JÉSUS-CHRIST.

DUCHAINE (l'abbé). LE DISCIPLE DE BOSSUET.
LE DISCIPLE DE FÉNELON.

DUTHILT (l'abbé). MÉDITATIONS pour le mois de Marie.

S. FR. DE SALES. INTRODUCTION A LA VIE DÉVOTE; *édit. revue.*

LASAUSSE. . . L'HEUREUSE ANNÉE ou l'Année sanctifiée.

LIGNY. . . . . . HISTOIRE DE LA VIE DE N.-S. JÉSUS-CHRIST. 2 vol.
le même ouvrage, 22 belles grav. 6 »
— les gravures *sur chine*. 7 50

MARIN. . . . . LA PARFAITE RELIGIEUSE. *édition révisée.*

MÉDAILLE. . . MÉDITATIONS pour chaque jour de l'année; *revues par l'abbé Ozanam.*

NEPVEU. . . . L'ESPRIT DU CHRISTIANISME.

PAREL (l'abbé). . L'ANNÉE PRATIQUE; pensées et exemples pour tous les jours de l'année.

PETIT (M. l'abbé) . AMOUR A LA SAINTE ÉGLISE.
AMOUR A LA SAINTE EUCHARISTIE.
AMOUR AU SAINT-ESPRIT.
AMOUR A LA SAINTE VIERGE.
L'ESPRIT ET LE COEUR DE S. AUGUSTIN. 2. v.

POSTEL (l'abbé). . LE SAINT TEMPS DE CARÊME. 2 vol.

RODRIGUEZ. . . ABRÉGÉ DE LA PRATIQUE DE LA PERFECTION CHRÉTIENNE.

SURIN. . . . . CHOIX DE LETTRES SPIRITUELLES.

TAILLEFER (l'abbé). CONSEILS de direction pour les religieuses; extraits de Mgr de la Motte, évêque d'Amiens.

THOMAS DE JÉSUS. SOUFFRANCES DE N.-S. JÉSUS-CHRIST, trad. par le P. Alleaume. 2 vol.

TRICALET. (l'abbé). L'ANNÉE SPIRITUELLE. 2 vol.
ABRÉGÉ DE LA PERFECTION CHRÉTIENNE.
LA VRAIE ET SOLIDE PIÉTÉ; *édition mise en un meilleur ordre* par M. l'abbé Gosselin.

Envoi franco à domicile contre timbres-poste ou mandat de poste.

LES LIEUX SAINTS; par Mgr Maupoint. in-8°. . 1 50

HISTOIRE DE N.-S. JÉSUS-CHRIST; par l'abbé Petit. grand in-4°. 3 »

VIE DE LA TRÈS-SAINTE VIERGE Mère de Dieu; par le même. grand in-4°. . . . . 3 »

SAINT JOSEPH; par M. de Montrond. grand in-4°. . 3 »

EUROPE (l') CHRÉTIENNE, ou l'Établissement du Christianisme en Europe; par C. Guénot. in-8°. 1 50

CONQUÊTES DU CHRISTIANISME : Asie, Afrique, Amérique et Océanie; par le même. 1 50

CATÉCHISME (le) EN EXEMPLES; 2e édition *approuvée et considérablement augmentée*. fort volume in-8°. 4 50

SCIENCE (la) PRATIQUE DU CATÉCHISTE, d'après les conférences de M. l'abbé Cossart; par l'abbé Haffreingue. gr. in-12. 4e édition. 3 »

COURONNE (la) DES VIERGES CHRÉTIENNES : sainte Thérèse, sainte Cécile, etc.; par l'abbé Léon Godard. grand in-4°. . 3 »

CHRISTIANISME (le) AU JAPON; par le comte de Lambel. in-8°. 2 50

MARTYRS (les 26) DU JAPON; par M. de Montrond. in-8°. 1 50

ÈRE (l') DES MARTYRS; par l'abbé de Saint-Vincent. in-8°. 1 50

FLEURS DES MARTYRS AU XIXe SIÈCLE : Chine et Cochinchine; par A. S. de Doncourt. in-8°. 2 50
— — Corée et Maduré; par le même. in-8°. 1 50

CURÉ D'ARS : M. Vianney; par M. de Montrond. grand in-4°. 3 »

SOEUR NATALIE, fondatrice de la congrégation des filles de l'Enfant Jésus; par M. le comte de Melun. grand in-18. 2e édition. 2 »

MOIS DE SAINT JOSEPH. grand in-32. . . . » 75

MOIS DE MARIE :
Mois de Marie en exemples. A. M. D. G. in-12. . » 60
L'Abeille de Marie; par l'abbé Ridoux. in-18. . » 50
A la Reine des anges; 31 lectures courtes et pratiques. in-18. » 30
Bouquet de fleurs à Marie, par l'abbé Maitrias. grand in-32. » 60
Matinées et Veillées du mois de Marie. in-18. . » 60
Mois (le) de Mai consacré à la très-sainte Vierge. in-18. 1 »
Mois de Marie, à l'usage des communautés religieuses. in-18. 2 »
Mois de Marie de la jeune fille chrétienne. grand in-32. » 80
Mois de Marie de S. Alphonse de Liguori. in-32. . » 50
Mois de Marie pour quatre années. grand in-12. . 3 »
Mois populaire de Marie. in-18. . . . » 30
— — avec messe et vêpres. in-32. » 60
Mois des enfants de Marie. petit in-18. . . 1 50
Rosée de Mai, ou Marie consolatrice. in-18. . . » 30
Mois de Marie; par Lalomia. in-32. . . . » 25
Mois de Marie de l'enfance. in-48. cart. or. . . » 20
Mois de N.-D. de Lille, dite N.-D. de la Treille. in-18. » 30

Et puis je me suis fait cette observation,
que vous m'avez vue souvent aussi laide que
mes descriptions l'indiquent, et que ceci n'é-
tant que pour vous, je ne risque rien. Vous
me connaissez, Dieu me connaît mieux encore
et sait combien j'ai mis de bonheur à parler
de ses bontés en pensant à vous qui m'avez
appris à les apprécier. Alors j'ai dit à ce
recueil de mon âme d'aller vers la vôtre pour
lui répéter : « Priez, priez pour moi. »

JOURNAL

DE CLOTILDE

MON JOURNAL

Octobre 18...

J'ai passé ma première nuit dans la jolie chambrette que mes bons parents avaient si bien disposée
pour mon retour. Mon excellente mère a réuni là
tout ce qui peut plaire à un cœur chrétien. Tout y
est simple et charmant. Et pourtant, au réveil, j'ai
senti le regret douloureux de mon cher dortoir, du
modeste lit que j'y occupais; de la prière, de la
lecture qu'on y faisait soir et matin; du beau crucifix dont les bras s'étendaient avec tant d'amour, et
de cette touchante statue de la sainte Vierge qui paraissait veiller si divinement sur notre sommeil. Tout
cela peut jusqu'à un certain point se retrouver ici,
et cependant j'ai des regrets pleins de larmes. Qui

m'aurait dit que je pourrais un jour éprouver cette tristesse au départ d'une maison où j'entrai avec tant de peine? C'est qu'il y avait là si peu de périls et tant de secours! On y avait, il me semble, plus de sollicitude spirituelle pour moi que pour de meilleures élèves. C'était le privilége de ma mauvaise tête, me disait ma maîtresse au moment de la séparation, et elle souriait afin de dissimuler ses larmes.

Je n'ai encore fait qu'entrevoir les jeunes personnes qui doivent former ma société. Celle qu'on m'a recommandée comme digne de toute mon affection ne me plaît guère. Elle était trop parée; je crois que ma respectable mère et ma maîtresse l'auraient trouvée ainsi. Ce ne sera pas avec inclination que je l'aborderai, si j'en puis juger par aujourd'hui. Demain mes impressions seront communiquées à ma correspondante, pour ne pas en fatiguer plus longtemps mon esprit attristé.

Une lettre de ma maîtresse.

30 octobre 18...

Toutes les fois que le bon Dieu le permettra, je serai bien heureuse, bonne et chère fille, de me retrouver avec vous par correspondance.

Comme vous, j'ai mes regrets, et chaque année je les sens se renouveler par des départs successifs, sans que mon cœur veuille en prendre l'habitude.

De plus, à ces regrets donnés aux relations qui finissent, viennent se joindre les inquiétudes que fait naître l'avenir. Alors il faut subir l'interrogatoire de l'affection alarmée : « Où vas-tu, jeune amie. De quel côté tourneras-tu tes pas? Vas-tu rester dans l'intimité de ton Dieu et de sa divine Mère? Garderas-tu cette candeur qui fait ta félicité en même temps que ton plus bel ornement? Ou vas-tu te livrer aux premières impressions que le monde produira sur ton cœur? » Oh! chère fille, que de questions on se fait en vous disant adieu! si vous saviez que de craintes on conçoit, que de tristes appréhensions on éprouve! combien d'insomnies où l'on ressent la douleur de la séparation avec les anxiétés sur ce qui peut la suivre! Et qu'on l'accepte, ou qu'on veuille l'ajourner, il faut l'entendre sonner, cette heure du départ, comme il faut se résigner aux adieux et à toutes les tristesses qu'ils laissent dans l'âme.

Vous voilà donc arrivée et installée au milieu de vos bons parents, à ce cher foyer que vous aimiez, et pour lequel vous aviez tant de larmes en vos premiers jours de pension. On a dit que la famille est le gymnase des vertus de la femme. Déjà vous avez exercé les forces de votre âme à celui de la pension; elles se sont développées sous l'œil de Dieu; vous allez en augmenter chaque jour la puissance par la pureté de l'intention et la défiance de vous-même.

Marchant toujours, humblement appuyée sur le bras divin, vous arriverez au but. Que vos chers parents reconnaissent par votre aimable dévouement que vous avez appris à les aimer en esprit et en vérité; ce serait bien mal nous regretter que de vous montrer sombre et maussade au milieu des impressions que fait naître un changement de vie.

Quand vous veniez causer près de nous, ma main dans les vôtres, et que nous traitions les questions d'avenir, nous terminions toujours par cette conclusion : qu'il est impossible de rester fidèle au devoir sans une piété soutenue. Maintenez notre conclusion, chère fille. Vous verrez bien quelques bonnes œuvres produites par la générosité d'un heureux naturel, des œuvres que le regard des hommes aura déterminées; mais à la vertu qui triomphe et s'humilie, qui souffre et se résigne, qui lutte et ne succombe pas, à la vertu dont Dieu seul est le témoin, il faut le céleste soutien de la dévotion. Gardez-vous à tout jamais de cette prétendue noblesse de sentiment qui croit pouvoir se suffire et servir Dieu sans le secours que lui seul peut donner. O Clotilde, dans le demi-jour de l'exil il faut la foi, et pour atteindre à ce que montre la foi, il faut la grâce. Les saints, qui sont les plus grandes âmes, n'ont jamais compté que sur cette faiblesse humaine qui, bien reconnue, attira toujours la compassion divine. C'était la force de saint Paul, c'était l'espérance de

l'infirme jetant ce cri perçant devenu là prière de tous les infirmes : « Jésus, fils de David, ayez pitié de moi. »

Oui, petite amie, dans la famille comme à la pension, l'amour de Dieu sera toujours la seule garantie de votre âme en même temps que la suprême consolation de ses souffrances, parce que c'est l'unique sentiment impérissable d'une espérance éternelle. Plus tard, bien tard si vous voulez, mais enfin cela arrivera, vos illusions couleur de rose auront fait place à des réalités d'une tout autre nuance. Il se pourra même que le désenchantement enveloppe votre âme de tristesse, et que vous n'ayez plus qu'un petit sourire à la pensée de vos rêves d'autrefois. Ce qui maintenant vous semble tout austère, la croix, le renoncement, reparaîtra, vous apportant l'espoir et la consolation.

« Nous devrions aimer le bon Dieu du matin au soir, disait l'autre jour la petite Marie, puisqu'il est si bon ; et être sage jusqu'au fond du cœur, puisqu'il entend même nos pensées. » Cela n'est-il pas vrai, et pourtant n'est-il pas vrai aussi que la piété est bien rare à toutes les époques de la vie ?

Si je n'avais pas affaire à vous, je craindrais que la morale ne fût mise de côté pour la *colonne* des *faits et nouvelles;* mais je vous vois d'ici bien attentivement occupée d'une lecture où vous penserez recueillir quelque chose pour votre bonne âme, et j'arrive tout.

doucement à vous dire ce que je sais de vos compagnes, de ces chères amies qui vous ont devancée dans leur famille.

Votre bien-aimée Alice mène très-énergiquement sa barque. Toute seule près de son père, elle arrivera avec peine au but, mais elle y arrivera. Ses manières sont si aimables ! On dirait qu'elle trouve de la jouissance au lieu de souffrir dans mille sacrifices que lui impose son dévouement. Le caractère de ce pauvre père était devenu insupportable ; le malheur en avait fait un révolté ; mais sa fille l'amènera, comme par la main d'un ange, aux pieds de Dieu, j'en suis assurée, et personne n'en doute.

Adèle a fait ce qu'on appelle son entrée dans le monde. Vous savez combien elle a d'ouverture dans le caractère, et avec quelle facilité elle confie sa pensée à ses supérieures ! Eh bien ! elle assure qu'à la vue du brillant salon où se donnait la fête, entendant cette charmante musique et se voyant si bien accueillie, elle se dit à elle-même : « Pauvres maîtresses qui faisiez de si tristes peintures des plaisirs du monde, c'est bien vous et votre maison qui êtes tristes, et il me faudra beaucoup de courage pour chercher à vous revoir, après avoir joui d'aussi délicieux moments. » Ce discours se soutint quelque temps à la même hauteur de pensée et de style, et par l'entraînement de la danse. Puis le charme diminua sous l'impression d'un retour de raison et de

foi; et alors se firent les décevantes découvertes.
C'étaient des jeunes filles parées follement et sans
modestie : c'était de la part des femmes toutes sortes
de paroles jalouses et de dédains cruels; de la part
des hommes, des satires très-variées qui n'épar-
gnaient aucune beauté. Sur elle-même, par une
singulière grâce d'en haut, elle entendit ceci : « Oh !
la petite Adèle est sortie de pension ! — Qu'elle est
brune ! oui, elle aurait bien dû y rester assez pour
y perdre son hâle. — Connais-tu sa valeur intrin-
sèque? — Quatre-vingt mille francs, dit-on. — Dot
de fermière, passons plus loin. » Voyez-vous d'ici sa
petite colère sur tout cela, chère Clotilde? Voyez-en
aussi la logique. Il n'est pas donné à tous de l'avoir
aussi serrée, mais toute âme de bonne volonté reçoit
les grâces d'à-propos qui favorisent le mieux les ten-
dances de son caractère. « Oh ! véritables amies, nous
disait-elle après avoir médité sur ce premier pas dans
le monde, ce n'est pas vous ni votre maison qui êtes
tristes, mais bien ce monde et ses plaisirs. Fi de
tout cela ! » Et le même jour, qui était le lendemain de cette fête, après une nuit laborieuse, entre-
coudée de sommeil, de rêves pénibles, de projets
spirituels, elle secouait la poussière de tous ces jolis
ajustements pour en décorer le pauvre autel de notre
congrégation ; et pour réparer ce qui manquait à son
hommage, en offrant à la sainte Vierge un vêtement
déjà couvert de cette poussière du monde, elle s'est

chargée d'habiller quatre communiantes avec ce
qu'elle aurait dépensé à la soirée que l'on doit
donner en retour de celle où son cœur a trouvé des
motifs de retraite, et elle ajoutait que les bonnes
œuvres sont à bien meilleur marché que les fêtes
du monde.

Cette grâce de désenchantement ne paraît pas devoir tomber sitôt sur Eugénie et Louise. Elles sont
émerveillées de leurs plaisirs, et n'y voient rien ni
entendent rien que de gracieux et d'aimable. Prions
pour que leurs devoirs envers Dieu et la famille n'en
souffrent pas trop, et pour que ce voile d'illusions
tombe à leurs pieds.

Chère et bien-aimée Clotilde, prenez garde qu'il ne
se trouve dans votre cœur quelque petit motif d'aversion pour cette amie que vous jugez si prématuré-
ment. « Comment, disait un satirique par nature,
pourrais-je aimer un homme si irréprochable et sur
lequel la satire ne saurait avoir prise? »

L'amour-propre a aussi besoin de trouver satisfaction dans les travers d'autrui; il n'aime pas les
perfections. Il est possible qu'une jeune personne se
pare avec innocence et simplicité, par obéissance;
il se peut que sans parure on déplaise à Dieu et l'on
nuise au prochain. La critique et la vaine confiance
ont bientôt fait ce vilain ouvrage.

Dites bien à votre famille, chère enfant, que je
jouirai toujours du bonheur que vous lui donnerez par

vos vertus, et qu'à ce prix je serai toujours aussi

Votre dévouée amie.

MON JOURNAL

18...

Je ne pourrai jamais être pieuse ici : c'est impossible au milieu de tant d'occupations si variées, de discours parfois si étranges, de tant de récréations qui dissipent ou d'ennuis qui accablent. Non, je ne pourrai pas dégager mon âme de tout cela ; pourtant voici novembre et toutes les tristesses qui viennent aider à la réflexion. A la belle fête de la Toussaint succède si vite celle des Morts ! L'image des joies et des douleurs, puis des consolations et des espérances de la vie, sont divinement symbolisées dans les cérémonies de notre culte. On sent à tout moment la douceur de ces liens qui nous attachent à ceux qui ne sont plus, qui souffrent ou qui triomphent dans l'autre vie. Mais qui sait admirer cela dans le monde ?

Et moi, est-ce que je vaux ma théorie ? Les pensées salutaires m'arrivent souvent à l'esprit, mais combien peu elles vont jusqu'à me déterminer à mieux faire ! On dit que j'ai de bons sentiments, mais ils sont si faibles en moi ! J'aime beaucoup ceux que j'aime, mais surtout pour le plaisir et la consolation qu'ils apportent à mon cœur. Il me semble

aimer Dieu; mais la mesure de mes affections est-elle selon lui? Au lieu de méditer, je rêve; mon esprit se perd souvent dans le vague d'une sorte de romantisme qui ne produit point le dévouement du sacrifice ni l'activité dans le service de Dieu; je m'exalte en voyant l'héroïsme de la vertu, et je n'ai pas le courage des vertus ordinaires.

C'est surtout dans ma situation nouvelle que mon oreille se prête attentive aux instructions qui m'ont été données sur ma foi. De toutes mes études, il n'en est pas dont j'ai occasion de faire aussi souvent usage que celle de ma religion. Quel bienfait que celui de la parole de Dieu! combien je sens la privation des enseignements que nous donnait notre vénérable aumônier. Oh! sainte existence de ma pension, douces années de ma jeunesse, déjà abîmées dans le passé, adieu, sans retour! Fasse la bonne Providence que les jours qui vont suivre soient aussi sereins!

Un passage recueilli d'une instruction religieuse aux Enfants de Marie.

« Le bon saint François, cet intime ami de votre cœur, s'écriait : « Quel malheur c'est au monde que les hommes ne pensent point à l'éternité! mais leur est avis qu'ils sont au monde pour bâtir des maisons, des jardins, avoir des vignes, amasser de l'or, et semblables choses transitoires. » Ce n'est point à cette source que s'alimente la cupidité de votre âge;

mais il en est une autre pour la jeunesse, qui n'a pas
lieu de se glorifier d'une générosité dont vainement
on voudrait lui faire un mérite, puisque son égoïsme
ne diffère que par les circonstances. D'autres objets
causent pour elles l'oubli de Dieu. Ne semble-t-il
pas qu'il soit avis à bien des jeunes personnes
qu'elles ne sont au monde que pour se parer, s'amuser, briller et s'épanouir dans les fêtes? qu'elles
doivent jouir toujours et de tout, et ne jamais souffrir de rien? Ne dirait-on pas, en les voyant à la
prière, que Dieu leur a imposé une tâche bien lourde
en les obligeant à l'adorer et à reconnaître qu'elles
ont besoin de lui? Il n'y a pas dans leur journée un
instant donné au renouvellement de l'esprit chrétien.

» Elles passent de l'étude des arts aux jolis ouvrages, des ouvrages à la promenade, de la promenade au repas, du repas à la récréation, de la récréation à la toilette, de la toilette aux visites, sans jeter
jamais un petit coup d'œil sur le Maître pour se rappeler qu'elles sont ses disciples. Pourtant est-ce qu'il
leur a été promis d'autres années que celles de la
jeunesse, pour mériter la vie éternelle? Qui leur a
révélé qu'elles peuvent ajourner leur salut?

» Oh! mes filles, ce sont les prémices que les
cœurs généreux et délicats offrent au Seigneur. Parce
qu'il nous accueille à toutes les heures de la vie,
devons-nous donner au monde les plus belles, et garder à Dieu celles de la vieillesse et du malheur? Pou-

vons-nous d'ailleurs lui réserver un bien que nous sommes si peu sûres de posséder et qu'il ne nous dispense que goutte à goutte?

» Gardez votre piété, faites-la croître chaque jour, pour plaire à votre Père des cieux et appeler son secours au moment du danger. Si le nautonnier n'a pas dans son âme l'habitude de la foi, il ne peut guère espérer quand survient la détresse. Ayez la foi et la dévotion de tous les instants et en toutes vos actions, mes sœurs en Jésus-Christ, c'est la seule qui s'appelle vertu. La foi du péril trop souvent est mêlée de cette crainte peu généreuse qui jaillit en même temps par l'effet de l'impuissance. Elle n'est glorieuse ni à Dieu ni à l'âme humaine. Laissons-la aux ignorants et aux pusillanimes, aux lâches et aux victimes du monde, et honorons le divin Maître par cet esprit de foi qu'accompagne toujours l'affectueuse charité. »

MON JOURNAL

Novembre 18...

J'ai bien souffert aujourd'hui de la tristesse de mon esprit. Cette sorte de croix me semble cruelle, comme si elle retombait de ma tête sur mon cœur. La bonne lecture même n'a pu réussir à distraire mon âme. Un peu de prière m'a mieux valu, et un sacrement m'a tout à fait soulagée.

O mon Dieu ! « j'étais chargée, j'ai été à vous,
et vous m'avez soulagée. »

« Les séductions de la littérature ont toujours
leur danger, m'a-t-on dit au saint tribunal. Et même
quand Dieu a une belle part dans l'art en général,
défiez-vous de la place qu'il y occupe par poésie. Ce
n'est jamais en vain qu'on se sert de son nom ; si ce
n'est pour sa gloire, c'est pour mieux aider à l'offenser, ou du moins c'est l'effet que l'on produit en ne
se servant de cette ressource sacrée que comme d'un
auxiliaire du romantisme. . . . .

» La charité, la charité, ma fille !... Ceux qui
pratiquent moins que nous les œuvres de la foi,
semblent nous dire souvent qu'ils attendent de notre
part plus de mansuétude pour s'avancer davantage
vers Celui qui nous recommande sans cesse la douce
et humble charité envers le prochain.

. . . .

» Quelle laideur, mon enfant, quelle laideur que
celle d'une femme impie ! Et comme après l'avoir
vue, ne fût-ce qu'un instant, même sous le charme
de la beauté, on se sent le besoin de se resserrer
tout près de Dieu, tout près de Marie ! O bonté de
Dieu, les hommes qui s'efforcent de nous détourner
de vous nous conduisent à vos pieds !

. . . .

» Quelle sollicitude que celle que donne la pureté
de la conscience ! Combien Bossuet avait raison de

rehausser cette propriété de la mort qui met fin au péché.

» O mort, que tu as d'attraits de ce côté où tu nous ôtes la triste faculté de pécher !

. . . .

» Croire trop facilement à la vertu des autres, ô défaut estimable ! »

Mon Dieu, soyez béni pour avoir donné à vos ministres, avec le pouvoir qui délie, la lumière qui éclaire, la sagesse qui gouverne, la charité qui console et soutient !

2 novembre 18...

Que la cloche des morts est triste au réveil, surtout quand elle rappelle de chers souvenirs ! On dit qu'elle a un tout autre son dans l'oreille des saints, mais c'est que la mienne est tout humaine encore. Après ma prière du matin, j'ai été baiser le portrait de ma grand'mère chérie. Que c'était froid. Pourtant elle était si affectueuse, elle avait de si tendres caresses pour moi, elle m'a donné de si doux soins dans mon enfance ! sa présence mettait tant de charmes en notre maison et y répandait un si suave parfum de vertu ! Combien j'ai perdu par sa mort !... et combien de pertes je compte à la suite de celle-là !

Que de ravages me semblent s'être faits dans la foi de mon frère depuis ses études de Paris ! Autrefois il était sage et de bon conseil, plein de bien-

veillance et d'aimable politesse; aujourd'hui il est souvent déraisonnable, égoïste et impoli. Si l'on ne m'avait tant recommandé de veiller sur mon zèle un peu fougueux, je sens que, malgré mon affection pour lui, je serais sans cesse aux prises avec les sophismes qu'il n'a même plus la convenance de taire. Il veut m'éclairer, mais ses lumières me font bien mal.

3 novembre 18...

Mon Dieu, que je suis encore triste et découragée! Il me faudrait à tout moment consolation et réprimande, et mon excellente mère n'a pu encore me donner ni l'un ni l'autre. Elle est si occupée! J'ai reçu de bonnes et affectueuses lettres; mais de nouvelles circonstances font naître sans cesse de nouveaux besoins. Aussi le facteur est-il pour moi un des êtres les plus intéressants qui me viennent du dehors, lors même qu'il a déçu mon espérance en distribuant à chacun sa part dans la maison sans me faire la mienne. Alors je me reprends à espérer pour le lendemain. Ne serait-il pas plus chrétien à moi de me remettre tout de suite à l'œuvre, que de vivre ainsi de mes souvenirs et de mes vœux?

J'ai été au cimetière après le départ de la foule. Avec les morts, on ne saurait procéder comme avec les vivants. Il faut près d'eux, du silence et de la prière; pas même de couronnes, mais seulement quelques paroles simples et édifiantes.

3

« Je me repose en Jésus. » C'est tout ce que je vois sur la tombe de ma vénérée grand'mère, c'est tout ce que je veux y voir.

Qu'il est triste, après l'absence, de ne retrouver que là ceux qu'on a tant aimés ! Et que mon pauvre cœur est loin de cette ineffable Marie, la mère de douleur !

4 novembre.

Ce matin, à notre déjeuner, j'ai entendu un riche propriétaire de la campagne se plaindre de la teinte noirâtre que donne à sa farine la roue du moulin après avoir moulu le grain des pauvres. Puisque ceux-ci, ai-je pensé, la mangent toujours noire, ne pouvons-nous, sans dédain, en accepter dans la nôtre quelques grains ? Mon Dieu, délivrez-moi de cet esprit qui me fait toujours faire mentalement une mercuriale à tout ce monde qui me paraît si peu généreux. Ma mère est d'une si inébranlable charité, qu'elle ne me semble jamais se permettre, même au dedans, une réflexion tant soit peu accusatrice.

6 novembre.

J'ai exprimé devant Mme A..., en l'absence de ma bonne mère, le désir d'aller de temps en temps à la messe dans la semaine. Elle m'a fait observer que j'étais bien jeune pour prendre un parti de dévotion si tranché, et m'a conseillé, sans que je lui demandasse son avis, d'aller doucement, de ne pas heurter

les personnes curieuses de la conduite que j'allais suivre, etc., etc. Quelle patience il me faudra avec tous ses mentors inopportuns, tous ces prudents du siècle ! Ne dirait-on pas que le monde n'a qu'une crainte, celle de trop vous aimer, ô mon Dieu ? et pourtant le plus grand malheur, n'est-ce point de ne pas vous aimer assez ?

Je suis convaincue qu'il y a la providence des bonnes œuvres et pour l'âme qui a besoin de les accomplir et pour celle qui en peut être l'objet. Que de fois déjà, ennuyée, excédée de moi-même, je me suis sentie tout à coup reprendre le goût de la vie pour avoir été appelée à rendre un petit service à l'un ou à l'autre ! Que de fois déjà les larmes d'autrui m'ont aidée à essuyer les miennes ! Mais il est des jours où cette même providence semble vouloir vous livrer à vous-même, et alors il ne reste de ressources que celles de se supporter avec patience, ce qui est pour moi l'œuvre la plus difficile.

7 novembre.

J'aimerais tant, il me semble, à faire de grandes actions et de beaux sacrifices, et l'on me rappelle toujours aux petits devoirs et aux holocaustes journaliers. Il faut en arriver, me dit notre vénérable pasteur, à me considérer seulement comme une petite cheville qu'on met sous un meuble pour l'assujettir. Que la foi est ingénieuse dans ses pré-

ceptes et dans son langage! Mais que je suis loin
de vouloir être si peu de chose! quelque chose de
si accessoire qu'il ne tient à presque rien qu'on
s'en passe! Cela me semble bien mortifiant, et mon
ambition s'en émeut tristement. Retranchez donc
en moi, Seigneur, tout ce que j'y veux voir de
plus que la petite cheville.

Nous avons reçu aujourd'hui bien des visites, et
j'en ai senti mon esprit un peu plus vidé que les
jours de solitude. Il paraît que ce n'est pas de là
qu'il faut attendre le soutien et la vie de son âme.
On dirait que le monde ne connaît pas Dieu, il
n'en parle jamais. Pourtant la plupart des personnes
que nous avons vues sont chrétiennes; mais il semblerait que ce n'est pas au cœur que réside leur
foi. J'ai lu l'autre jour qu'il en est qui, n'ayant
pas avec Dieu de relations intimes, ne possèdent
qu'une foi historique. Sans doute, elle est sèche
comme l'histoire et jamais ne les presse de parler
de ce qu'elles n'aiment point encore.

L'éloquence chrétienne est partout admirable, et
je me réjouis de la voir populaire comme le sont
tous les autres beaux-arts dans notre divine religion.
Messieurs les philosophes d'autrefois gardaient leur
doctrine et leurs beaux discours pour les adeptes.
Toutes les beautés de l'Evangile peuvent être offertes

à tous les esprits ; toutes ses images descendre jusqu'à
l'œil le moins exercé à la peinture ; et les magnificences de la doctrine et le charme des faits don-
neront toujours de quoi satisfaire l'esprit et le cœur
des savants et des ignorants. Les beaux-arts devenus
populaires sont encore une des fleurs du christianisme. Eloquence, peinture, sculpture, poésie de
toutes sortes, vous êtes pour le pauvre comme pour
le riche, pour le savant comme pour l'ignorant, depuis que l'Evangile est venu civiliser l'humanité.
Oui, « c'est dans nos temples qu'il faut aller pour
voir les arts à leur place : partout ailleurs ils sont
comme dépaysés. »

« Partout ailleurs aussi les beaux-arts sont di-
visés, ils agissent isolément et sans but : dans nos
temples on les trouve tous réunis, s'animant de
concert les uns les autres et pour tous les hommes. »

Hier soir, j'ai lu ceci d'un grand orateur : « Je
suis triste quelquefois, mais où n'est-on pas triste
quelquefois? C'est un dard qu'on porte toujours dans
l'âme : il faut tâcher de ne pas s'appuyer du côté où
il se trouve, sans essayer de l'arracher jamais. C'est
le javelot de Mantinée enfoncé dans la poitrine
d'Epaminondas : on ne l'enlève qu'en mourant et
en entrant dans l'éternité. »

Voilà qui est bien beau ; mais j'avais entendu l'autre
jour, à la campagne, un petit prône sur le labeur du
chrétien qui veut son salut, comparé à celui de

l'homme des champs qui veut récolter de belles moissons, et j'avais senti l'épanouissement de mon âme en écoutant cette prédication à la divine manière de Notre-Seigneur.

Une lettre de ma respectable amie, où elle traite encore le sujet de la piété.

« Comment faire pour être pieuse comme ma mère ? Vous et moi le désirons, vous écriez-vous dans le dernier journal que j'ai reçu, avec un gros point d'interrogation, tout plein d'anxiété et d'incertitude.

Comment faire, ma bonne Clotilde ? Comme ont fait les chrétiens jeunes et vieux depuis qu'il y en a. Et comme c'est la persécution qui a donné les meilleurs, le bon Dieu continue ce moyen de salut pour tous, si ce n'est pas dans la société, c'est dans la famille, et si nous sommes restés seuls sur la terre, nous le trouvons en nous-mêmes. Comment faire, ma fille ? Souffrir toutes les variétés de la vie, les changements de son esprit et de son cœur, les contrariétés, les froissements, les misères d'autrui et les nôtres, comme des leçons et des épreuves qui nous aident à l'acheminement suprême. Puisque la croix est notre bâton de voyage pour l'éternité, le bon Dieu doit être ingénieux à nous en faire de toutes sortes, et nous le voyons chaque jour. Pauvre Louise B...., qui travaille du matin au soir sans contenter per-

sonne, malgré sa vertu, en a une de fer qui est acca-
blante par elle-même. Eugénie, toujours malade, à
l'âge où l'on a d'ordinaire les joies de la jeunesse, a
la sienne de plomb.

« Il y en a de paille, dit Fénelon, pour les
épaules des faibles (des jeunes filles sans doute),
qui semblent ne peser rien et qui sont déjà difficiles
à porter. Puis en voilà d'or et de pierreries qui
éblouissent les spectateurs, qui excitent l'envie du
public, mais qui ne crucifient pas moins que les
croix les plus méprisées. » Les choses mêmes que
l'on aime le plus, croyez-le, Clotilde, peuvent tourner en amertume, et l'on peut aussi avaler cette
amertume dans les coupes qui sont servies à la table
des rois. Ce n'est pas moi qui dis cela, mon amie,
ce sont ceux qui y ont bu. Si jamais vous allez
dans le monde, vous pourrez sentir la force de cette
vérité, toute parée que vous soyez des fleurs choisies
par vous pour orner votre front et en présence de vos
plus chères amitiés. Et dans vos peines, il vous arrivera de sentir cette autre souffrance si douloureuse,
de ne rencontrer personne qui puisse vous consoler.
Quelque dévoués que soient nos amis, Dieu permet
qu'ils se trouvent parfois impuissants à nous secourir, qu'ils ne puissent dire le mot ni découvrir le
procédé que notre cœur attend. Il faut croire que
la Providence veut absolument nous convaincre de
l'insuffisance humaine. Hélas! malgré tout le soin

qu'elle met à déprendre notre cœur, nous restons
incorrigibles dans nos illusions. Les miracles de la
grâce peuvent seuls nous désenchanter sans amertume,
et il n'est pas d'ami que l'on contente aussi vite que
Dieu. — « Mon Dieu, c'est avec vous que je travaille,
que je visite ce malade, que je cherche à faire sourire cet affligé, que je lis, que je me récrée. C'est
pour vous que je supporte cet affront fait à mon âme,
quand on parle mal de vous, quand on blâme vos
préceptes. Me voilà un tout petit instrument de votre
gloire, regardez-moi, employez-moi quand il vous
plaira et comme il vous plaira. »

Soyez bien convaincue, mon amie, que c'est à l'o-
mission de ces relations intimes avec la vérité qu'il
faut attribuer presque toutes les erreurs de la jeunesse
et l'affaiblissement des caractères. Cela est prouvé par
ce que l'on voit de grandeur et de force morale chez
les jeunes personnes les plus ordinaires qui ont l'habitude de la prière et qui ont leurs heures pour la
réflexion chrétienne.

Je sens tous les motifs des regrets que vous donnez à votre digne aïeule. Mais n'est-il pas vrai que le
souvenir d'une belle âme, abritée dans le sein de Dieu,
en nous attendant, renferme un trésor de consolation
et d'espérance que l'on goûte bien quand la nature
est épuisée ? Oh ! continuez à garder le culte des
morts. On a dit qu'il est le signe des races qui vivent
longtemps, qui ne laissent perdre ni l'esprit de

famille ni l'héritage des traditions. Et déjà, ma fille,
vous observez assez ce qui se passe chez les hommes,
pour voir que réellement la sagesse des vivants a
son niveau dans son respect et sa piété pour les morts.
Mais si vous voulez bien vous consoler, croyez-moi,
c'est au pied du tabernacle que l'on se retrouve le
mieux avec ses amis défunts. A quoi servent les larmes
qui ne tombent qu'à terre? ne faut-il pas les con-
sacrer et les bénir en les versant dans le sein de
Dieu?

Vous avez bien raison d'admirer le génie de l'E-
glise. Il est grand comme celui de l'Esprit-Saint.
Il a soin des petits détails comme celui du Père
céleste. Voyez comme il harmonise ses expressions
avec ses espérances. Le mot *cimetière*, que vous redoutez si fort, signifie *dortoir*. Pouvait-on mieux
imiter la divine délicatesse de Jésus disant de Lazare :
Il dort? Comme on sent bien que la foi chrétienne
peut seule parler à la douleur, parce que seule elle
est en possession de ce qui console et donne l'espérance. Elle dort votre bien-aimée grand'mère ; mais
elle veille sur vous, et désire vous voir formée à
cette vraie et solide piété qui soutient la persévérance
de la vertu, et dont votre bonne mère vous donne
l'exemple avec les plus sages et les plus humbles
femmes : piété glorieuse à Dieu, utile à tous; piété
désintéressée, simple et constante ; piété qui supporte, qui fait le bien et qui le cache ; piété sur-

tout appliquée à la correction de ses défauts. C'est
bien là le signalement du dévouement à Dieu, n'est-
ce pas Clotilde?

Vous faites bien de modérer votre zèle au sujet de
votre frère et de tous ceux que vous verrez dans la
même position. En pareil cas, ce n'est pas de nous
qu'il s'agit, mais de celui qui souffre le mal de l'erreur. Quelle confiance le blessé pourrait-il avoir à
l'abord de ceux qui connaissent la chirurgie, s'il savait que toutes les fois qu'ils devineront son mal,
l'un ou l'autre se précipitera sur lui, armé de sa lan-
cette ou de son scalpel? Doucement, chère amie,
votre pauvre frère est atteint d'une maladie bien
douloureuse aux âmes encore vivantes. C'est parce que
le mal le presse qu'il en parle tant. Priez, aimez, soyez
bonne par vertu, avec courage, malgré les impressions fâcheuses. Remplissez aussi vos devoirs de piété,
sans trop considérer les omissions des autres. Si vous
écoutez bien, vous entendrez la voix de Dieu souf-
fler à l'oreille de votre âme ce qui est à faire et à
dire, selon l'occurrence, pour tout ce qui vous est
cher.

Patience avec les casuistes et les maîtres en spiritualité que vous rencontrez dans le monde. Ce pauvre
monde! N'a-t-il pas la bonhomie de croire que la
clairvoyance lui est dispensée tout particulièrement?
Ces grandes et vives lumières du christianisme ne
peuvent que l'éblouir, et il pense jouir du monopole

de la morale chrétienne, et avoir le droit de disposer les dogmes que l'Eglise impose à notre foi. Devant les vertus toutes pratiques des chrétiens, il cligne les yeux, ne voit jamais qu'à travers toutes sortes d'obscurités, et prononce avec assurance que ce sont des exagérations pleines d'erreurs. Il a du temps, de la santé et de l'argent pour toutes sortes de plaisirs et de folles acquisitions; il n'en a pour aucun devoir ni pour aucune œuvre de la foi. Il ne saurait donner à Dieu une heure de ses veilles, mais il peut passer à ses fêtes la plus grande partie des nuits. Et malgré tout cela il veut être le précepteur des âmes. Oh! n'ayez jamais la faiblesse d'accepter le moindre de ses jugements sans l'avoir fait passer par une plus saine appréciation; mais dès que vous pouvez supposer que l'on subit le malheur de l'ignorance, réprimez toute apparence de mépris, et remplacez ce sentiment par celui d'une pitié charitable. Alors demandez à Dieu, pour ceux qui ne le connaissent pas, la lumière de sa grâce. Malgré les dédaigneuses railleries de ceux du siècle sur les saintes observances de notre culte, restez bien convaincue, cher amie, que tout ce qui est chrétien doit être populaire sans perdre sa dignité. C'est le propre des choses absolument bonnes d'être d'un usage journalier et de convenir à tous. Les plus petites œuvres de notre religion élèvent tous les hommes et ne prennent que de Dieu leur élévation. La plus humble de toutes ne

saurait abaisser la plus grande princesse, et la piété
bien entendue sera toujours la première distinction
devant Dieu et devant les hommes.

Au revoir, chère amie. Rien de nouveau. Adeline
B... devient bien bonne ; elle prétend que pour
se décider à faire un pareil anachronisme, en lui
envoyant la petite vérole, la Providence doit avoir sur
elle des vues flatteuses pour son âme. Aussi se sent-
elle fort endommagée et prend-elle son parti sur sa
laideur d'une façon toute chrétienne. « Je veux, dit-
elle, faire mon cœur tellement bon, qu'on soit honteux de me reprocher mon visage ; que surtout le bon
Dieu voie que j'ai compris la leçon de l'épreuve, et
qu'il puisse dire aussi : Beauté à l'intérieur. »

Adieu encore.

Votre dévouée amie.

MON JOURNAL

Novembre ....

Si je pouvais exécuter le pilotage de ma chambrette
jusqu'à la solitude de ma pension, ce serait bien
avantageux aux heures de ma prière, car je la fais
toujours avec mille distractions d'esprit. Cependant
il serait urgent de demander à Dieu tout ce qui me
manque pour répondre aux vœux de mes amis, et
me montrer toujours aimable et calme avec ceux qui
ont besoin de charité et qui exercent ma patience.

Hier soir, j'ai pu causer confidentiellement avec

ma bonne mère. Il m'a semblé qu'elle ne me disait qu'une faible partie de ses peines, gardant l'autre avec cette touchante réserve qui ne laisse rien à deviner, mais qui donne lieu de préjuger avec tristesse que les autres douleurs sont confiées au seul secret de Dieu. Nous avons parlé de mon frère; ses yeux se sont mouillés.

« Il paraît s'éloigner des enseignements de son enfance; mais prions, ma fille. Il est de mystérieux sacrifices que la Providence impose aux mères. Elle sait les souffrances de leur cœur, elle sait aussi à quel prix en est le terme. » Que de foi et de confiance il y avait dans ses paroles, et que le zèle des miennes me semble alors égoïste et vain auprès de cette charité si douce!

Toutes les permissions de ma mère me furent données pour assister aux exercices de piété, quand personne dans la famille n'en pourra souffrir. « Tu y présenteras, a-t-elle ajouté d'un accent plein de pieux regret, la privation que je serai souvent obligée de souffrir, ne t'accompagnant pas en certains jours de la semaine; tu sais tout ce qui peut m'en empêcher; Dieu recevra cette offrande par ta piété, mon enfant. » Puis, tout émue, elle m'a tendrement embrassée.

Par la position de mon père, il y a tant de représentation dans la vie de ma bonne mère, qu'elle doit étouffer toutes ses peines sous des airs toujours aima-

4

bles et souriants. Il lui faut une amie intime, je
veux être cette amie. Rendez-m'en digne, ô Vierge
puissante et bonne !

27 novembre.

Ce matin, j'ai vu dans mon agenda de pensionnaire des paroles que je n'y avais pas encore lues. Il
n'y a pas de feuillet si caché que ma maîtresse amie
n'ait su y découvrir pour y mettre en ma faveur les
petites provisions fortifiantes de l'avenir.

« Vous penserez et vous prierez comme l'Eglise,
» malgré ce cher penchant à vos idées propres et à
» quelque singularité. Saint François de Sales, saint
» Vincent de Paul, Fénelon, une foule de grands
» cœurs et de sublimes génies se sont rangés sous
» ses lois, et c'est ce qui les a mis et gardés à ce
» degré d'élévation et de vertu. »

Plus loin, je vois cette éloquente apostrophe d'un
grand saint, auteur d'un ouvrage de littérature sacrée, je crois : « O prêtre, ô docteur ! toi qui as
reçu de la munificence divine le génie, l'art et la
doctrine, sois le constructeur du tabernacle spirituel !
A toi de sculpter avec habileté les pierres précieuses
du dogme divin ; à toi de les ajuster avec exactitude ;
à toi de les orner avec sagesse, de leur donner la
splendeur, la grâce et la beauté. Que les clartés de
ta parole illuminent les obscurités de la foi ; et que,
grâce à tes travaux, la postérité se réjouisse de
mieux comprendre ce que l'antiquité croyait sans en

avoir la même intelligence ! Toutefois, prends garde
de n'enseigner que ce que tu as appris ; et sache
parler d'une manière nouvelle sans dire jamais rien
de nouveau. »

Je serais bien difficile et aussi bien ridicule si je
ne me contentais de pareils modèles ; de plus, bien
peu intelligente si je ne comprenais l'enseignement
renfermé en ces paroles. Mais il me souvient d'un
certain amour-propre, accompagné d'un esprit de
réforme romantique, qui me faisait faire, avec
quelques autres, comme une petite église de fantaisie.
— Mon frère vient lire sur mon épaule cette feuille
qui m'occupait. — Ta maîtresse est une philosophe
dévote, m'a-t-il dit. — Comme notre grand'mère et
notre mère, ai-je répondu sans humeur. » Mon père
le faisant appeler, je pus seulement voir qu'il
acceptait ma réponse avec convenance et comme sans
arrière-pensée.

Ce précieux recueil, qui va sans cesse de ma cor-
beille à ma poche, pour être toujours à la portée
de ma conscience, fut pris et repris bien des fois
à mon heure de travail. Au verso de la même feuille,
en petits caractères qui devaient attirer l'attention,
j'ai trouvé : « S'il y a tant de douleurs domestiques dans les familles, c'est qu'on s'y livre trop
au plaisir ; dans des temps plus chrétiens, il y avait
moins de plaisirs et beaucoup plus de bonheur.
... » Il est plus facile aux femmes de s'abstenir des

plaisirs que d'en user modérément ; et pour elles
la vertu consiste bien plus dans le soin qu'elles
mettent à fuir les occasions, que dans le courage
qu'elles déploient à en triompher.

» Le bonheur des femmes, comme leur perfection, est étroitement lié avec la religion ; et l'on peut
dire que, sous ce double rapport, elles ne négligent
jamais impunément les obligations qu'elle leur impose.
Mais une femme ne saurait allier longtemps la fidélité
aux devoirs religieux avec la participation aux plaisirs
dissipants du monde. »

Cette bonne amie avait écrit avec une encre de
couleur et dans un petit coin perdu : « Que votre
conduite dans la famille et au dehors soit toujours si
vertueuse et si aimable que les plus indifférents s'en
édifient. Édifier ! mon amie. Oh ! appliquez-vous à
goûter ce céleste apostolat qui s'adresse à tous et
par tous, dont l'influence toute suave se reçoit comme
un parfum, et dont le mérite est si élevé que le
prix n'en est qu'aux cieux. » — « Le pain quotidien
de l'apostolat se donne par la femme. »

Puis voici du Bossuet : « Orgueil humain, de quoi
te plains-tu, avec tes inquiétudes de n'être rien dans
le monde ? Quel personnage y faisait Jésus-Christ ?
Quelle figure y faisait Marie sa mère ? C'était la
merveille du monde, le spectacle de Dieu et des
anges. Songent-ils à s'élever ? Regarde ce divin
charpentier, avec le rabot, durcissant ses mains dans

le maniement d'instruments si rudes : ce n'est point un docte pinceau qu'il manie, ce n'est point une docte plume qu'il exerce par des beaux écrits. Il s'occupe, il gagne sa vie, il accomplit, il loue la volonté de Dieu dans son humiliation. »

28 novembre 18...

J'ai fait aujourd'hui autour de ma chambre une excursion où bien des objets m'ont émue de reconnaissance pour les délicates attentions de mes chers parents, et d'abord pour le bon Dieu qui leur permet toutes ces gâteries d'affection. Quand tant de bonnes jeunes filles pleines de mérite doivent se contenter d'un pauvre et triste réduit, qu'ai-je fait pour mériter un si joli petit domicile ?

Passons plus loin, ai-je dû me dire, devant mon lit qui a non-seulement l'avantage d'être d'une charmante fraîcheur, mais qui a aussi cet autre assez humiliant d'être beaucoup trop doux pour une chrétienne. La mortification ne sera pas là pour moi ; c'est pour cela, mon Dieu, que vous voulez la mettre ailleurs !

Je vois sous mes rideaux un douloureux crucifix qui me le dit bien expressément. Tout mon petit mobilier spirituel renferme plus ou moins la même leçon. Au-dessus de mon bénitier, je vois un ravissant petit Jésus présentant son cœur à l'humanité, avec ces mots : « Je n'ai pris ce cœur que pour vous aimer et vous apprendre à aimer. »

C'est là que se font les plus grands et les meilleurs sacrifices, on me l'a dit souvent. Mais c'est que sur des autels si vivants les sacrifices font bien mal !

Voici mon prie-Dieu, meuble indispensable au bon ordre, a dit un grand homme, et sans lequel il n'y a point de pénates, point de respect.

Arrivant à ma petite pendule, je vois un beau Jésus docteur, tout ce que je sais de l'Evangile se presse en mon âme : « Au commencement était le Verbe, et le Verbe était en Dieu, et le Verbe était Dieu.... » Les preuves en remplissent le monde, et pourtant on dirait que les hommes les cherchent toujours. Oh ! merci, chers parents, de m'avoir mise à même de les sentir dès mon enfance, de les apprécier par le cœur avant de pouvoir le faire par l'intelligence. Merci en particulier de m'avoir meublée si chrétiennement, et de m'avoir préservée de tous les insignifiants objets qui ornent tant de chambres de ma connaissance.

Une *Nativité* et une *Fuite en Egypte* font la part de la sainte Vierge ; un *Episode de la charité de Fénelon* se trouve à quelque distance d'un admirable *Vincent de Paul ;* au-dessus de ma porte, on voit une statuette de l'*Ange gardien*. Mon Dieu, pourvu que je ne sois pas trop disparate au milieu de ce petit musée du paradis !

J'ai une glace modeste dans ses dimensions, mais

devant laquelle il faut souvent m'accuser de vanité, soit dans mes secrets applaudissements, soit dans mes sots désirs. Sous peu, elle aura peut-être à me dire déjà d'affligeantes vérités ; mais cette fragilité dont on m'a tant parlé, dont j'ai pu déjà reconnaître la vérité sur le visage des autres, me trouve encore incrédule pour moi-même. On dirait que je saurai braver les ravages du temps, qu'il passera sans me toucher, qu'enfin j'aurai l'adresse d'échapper à ses atteintes.

Au-dessus de mon miroir se voit le portrait de ma bonne grand'mère, dont le regard semble me recommander toutes les vertus qu'elle a pratiquées. O chère aïeule, je veux devenir, non pas belle, mais bonne comme vous l'avez été.

Voici mon piano dominé par une *Sainte Cécile* qui me recommande aussi du regard, comme ma mère le fait souvent de la voix, d'user sans abus et de n'accueillir que les harmonies bienfaisantes ; de ne venir là qu'après tous les devoirs remplis ; de ne jamais faire jaillir la moindre note au profit de la rêverie humaine ; d'y faire souvent la part du bon Dieu, pour préluder aux concerts de l'éternité. Ce dernier mot m'est dit par la sainte patronne des musiciens. Elle est en pleine harmonie céleste, et peut comparer les accords de la terre d'exil et ceux de la patrie.

Cher petit bureau, quelle place tu tiens là ! n'es-tu pas l'intime et discret confident de toutes mes pensées ?

C'est ici que je redis chacun de mes souvenirs, que
je continue mes petites études, que j'accuse même
les fautes dont je fais encore l'aveu à mes anciennes
maîtresses.

Et ma bibliothèque, comme elle est dignement
choisie, et avec quelle prudence on y a supprimé tout
ce que je pourrais y désirer encore sans raison ! En
m'en remettant la clé, ma bonne mère m'a dit :
« Je n'ai pas cherché à t'amuser, mais à t'instruire
et à te fortifier dans la vertu. A ton âge, on trouve
peu de lectures qui soient agréables sans être plus
ou moins dangereuses; et je t'aime trop, chère enfant, pour favoriser les plaisirs de ton esprit aux dépens du plus précieux bien de la vie : l'innocence
de l'âme. »

La poésie n'abonde pas dans ma bibliothèque.
« C'est, m'a-t-elle dit aussi, une nourriture presque
toujours creuse quand elle n'est pas malsaine. » Le
poëme de *la Religion*, que j'ai commenté tant bien
que mal au pensionnat; *Polyeucte, Esther* et *Athalie*,
un recueil de pièces judicieusement choisies, c'est
tout ce que j'y vois. Quelques belles et bonnes *Vies
des saints* à côté du *Saint Evangile*; plusieurs œuvres
de Bossuet (*Elévations sur les mystères*, *Méditations
sur l'Evangile*, ses *Sermons*, ses *Oraisons funèbres*);
Bourdaloue; les *OEuvres spirituelles* de Fénelon; le
Dogme générateur de Mgr Gerbet; les magnifiques
Etudes sur le christianisme d'Auguste Nicolas;

l'*Imitation de Jésus-Christ*, celle *de la sainte Vierge:*
voilà pour le rayon de la théologie et de la spiritualité,
avec quelques livres de prières.

Je sens une sorte de répugnance pour la traduction
de M. de Lamennais, cette infortunée victime de l'orgueil. Mais ouvrant ma belle *Imitation*, je trouve écrit
de la main de notre cher pasteur qui m'a fait présent du livre : « Une substance funeste jetée dans les
eaux vives ne corrompt que les flots qui descendent;
les flots voisins de la source gardent leur pureté. »

Les belles et saisissantes réflexions de Lamennais
sont les flots voisins de la source; on s'y désaltère
en regrettant que ce malheureux ait souvent décrit
son âme en ces pensées si profondes, et qu'il n'ait
pas voulu y trouver la cause des misères et des
angoisses qu'il y signale parfois avec tant de douleur et de vérité.

Un peu plus loin se trouve cette pensée, encore
de notre vénéré pasteur : « L'auteur de l'*Imitation*
a disparu, laissant les hommes dans l'embarras de
savoir à qui rendre la gloire d'une telle œuvre. Et
c'est sa plus grande gloire, de s'être ainsi oublié pour
laisser tout l'honneur à Dieu. »

Je ferais de longues digressions devant ma bibliothèque, si je me laissais aller à redire tous les souvenirs de ma chère classe de littérature.

Passons au rayon de l'histoire : *Discours sur l'Histoire universelle* de Bossuet, encore un livre que

j'ai dû ouvrir bien souvent à ma classe ; *Histoire de l'Eglise* par l'abbé Darras, où, d'une si belle et agréable manière, on fait connaissance avec la divine Eglise catholique, et où l'on apprend à chaque page à l'aimer en l'admirant, et à se convaincre qu'elle peut être flagellée, persécutée sans être vaincue. — Que je suis babillarde ce soir ! mais sur le papier on ne fatigue les oreilles de personne. Les livres parlent si bas qu'il faut bien élever la voix pour eux. Voici l'*Abrégé d'Histoire de France* de Gabourd. Au moins il a, comme on dit, une doctrine et une bonne doctrine. Ma sage mère dit que les faits et gestes des hommes sont assez laids, en général, pour que l'historien prenne la peine de montrer les droits de Dieu, la valeur de ses fidèles et les torts de ceux qui lui résistent : qu'il ait enfin et qu'il cherche à donner la conviction de la sagesse et de la bonté divine, de la folie et de la méchanceté de ceux qui les méconnaissent.

Un troisième rayon renferme les lectures de délassement : voilà tout Silvio Pellico, sa *Vie*, s s *Prisons*, ses *Lettres*, traduction de Latour ; les *Œuvres choisies* d'Ozanam, la *Littérature* de Colombet. *Fabiola* est un peu isolée sur ce quatrième rayon, près de *Charité mène à Dieu*. Bien des places sont vides à l'endroit des livres agréables. S'il plaît à Dieu qu'on m'en fasse de nouveaux présents, ou que j'apprenne à gouverner ma dépense de manière à

épargner pour acquérir en faveur de ma bibliothèque, je promets de ne jamais y introduire le
plus petit volume qui ne soit pas selon son esprit.
Je remercie Dieu de ne point trouver de plaisir
avec les auteurs qui l'oublient, d'éprouver l'aversion
de ceux qui ne l'aiment pas, et l'horreur de ceux
qui l'outragent.

On dit que les jeunes personnes d'à-présent qui
ont tant d'argent pour la bagatelle, n'aiment pas à
en dépenser pour les bons ouvrages qui ne sont pas
illustrés comme on nous illustre nous-mêmes par la
toilette. Cela est étrange. Il faut, dit-on, leur faire
toujours la charité de les leur prêter. C'est un peu
humiliant. Une personne pieuse disait l'autre jour
qu'elle faisait parfois de ces cadeaux à de beaucoup
plus riches qu'elle, comme on donne le pain du corps
à de plus pauvres. Pourtant ne serait-il pas expédient
de réunir toujours quelques œuvres littéraires, et de
le faire d'une manière si irréprochable que l'on pût
à coup sûr y porter la main pour les offrir à une amie,
s'instruire soi-même et se consoler devant Dieu?

J'ai aussi quelques bons ouvrages d'histoire naturelle, où l'on admire les œuvres de Dieu en lui en
rapportant pieusement la gloire; et non point composés à la façon de ces auteurs qui, on nous le disait
en classe, nous font les honneurs de la création
comme s'ils en étaient les maîtres, ou qui affectent
de n'y voir que Dieu seul sans son Verbe et son

Esprit. N'y a-t-il pas même de ces savants qui ont le triste talent d'écrire sur les sciences sans faire mention de Dieu, de n'y parler que de la matière, si bien, disait de Maistre, qu'on pourrait croire que les sciences ne sont étudiées et traitées que par des explorateurs de mines, des maçons, des charpentiers, etc., etc.?

Voilà un excellent et charmant volume où l'auteur a eu l'idée d'appliquer la morale chrétienne à d'intéressants aperçus sur la vie des animaux, sur la poésie de leurs mœurs, sur leur morale, comme il dit. Chacune de ces bêtes a une leçon au service de l'homme. « Ah ! cette voix du chantre de la nuit, ne croyez pas que ce soit un vain son qui ne dise rien à l'âme. Poëte ou artiste, elle vous dit, cette voix : « O toi, qui que tu sois, qui as reçu d'en haut, avec le sentiment exquis du beau, la plume du poëte ou la lyre du musicien, garde-toi de profaner ces dons du ciel. Ne va point, infidèle à ta vocation, livrer à de mauvaises passions le feu sacré de ton enthousiasme, et couvrir du manteau constellé de la divine poésie la hideuse nudité du péché. Ta mission c'est de charmer dans son exil les ennuis de l'humanité regrettant les joies perdues de l'Eden; c'est de consoler sa douleur en lui parlant de cette terre mille fois plus belle, de cette nouvelle terre de promission, vers laquelle elle marche; c'est de chanter avec David, Dieu et ses œuvres, ses promesses et nos espérances. Chante

donc, ô poëte, ô musicien, chante ainsi que moi,
dans l'innocence de ton âme et dans le silence de
tes passions, en présence de Dieu et de ses anges ;
et tu mériteras qu'un jour soit étanchée, à la source
même de la beauté, cette soif de l'idéal qui dévore
ton existence. »

                                        29 novembre.

Nous avons reçu hier la visite de Mme A... Quel
charmant esprit ! Quelle facilité de bien dire de
jolies choses ! Mais le mot religieux ne vient pas, et je
ne sais ce qui, en sa présence, m'empêche de le regretter. Je me sens même comme humiliée de la simplicité de ma foi, en l'entendant avec tant d'autorité
s'exprimer d'une manière si différente de ma mère
et de ma respectable amie. Cependant la première me
semble d'une bien autre valeur, et la seconde me
rappelle toujours au devoir. Toutes deux savent me
conduire au pied de Dieu pour m'y faire examiner en
quoi j'ai manqué. Cela vaut bien de jolies paroles.
Mais que cette femme est gracieuse !

                                    1er décembre 18...

Un passage d'une réponse à ma maîtresse et amie.

Alice B... porte sa laideur avec une humble et aimable résignation. Cela me semble bien fort, car
devenir laide est un véritable malheur pour une jeune
fille. J'ai beau me poser en face de la croix, avec la
pensée de cette affliction et la supposition d'en être

frappée moi-même; impossible d'en arriver à dire
fiat. Il est certain que derrière de vilains yeux peut
se trouver une très-belle âme; mais qui tient compte
de cela en ce monde? Partout où il y a réunion, les
bonnes grâces sont d'abord pour celles qui sont douées
d'agréments extérieurs. Et la beauté me semble utile
à tout, même à la piété. J'aime mieux un modèle
de jolie figure qu'un de vilaine apparence. Que de
privations pour la laideur! Voyez, nulle part on ne
l'accueille du premier mouvement; d'abord on en a
comme peur, et ce n'est jamais qu'en fuyant qu'on
lui rend hommage. Mon Dieu, je m'éloigne beaucoup
de votre philosophie, chère amie, et de la sagesse
du divin Maître. Mais Jésus lui-même n'était-il pas
le plus beau des enfants des hommes? Les petits
enfants, qui aiment tant le beau, ne se pressaient-ils
pas pour le voir? N'y a-t-il pas dans l'Ecriture des
louanges prophétiques sur cette beauté divine? Il
n'y a vraiment partout que des arguments en faveur
de cet avantage, et je ne vois nulle part qu'on ait le
courage de prendre parti pour la laideur.

Aujourd'hui Mme A..., me voyant occupée dans le
ménage, m'a ironiquement engagée à n'y pas laisser la
poésie de mon intelligence. Dès que ma mère est le
moins du monde occupée, cette syrène trouve moyen
de me faire entendre quelque précepte à sa façon.
Et toujours elle a le talent de m'intimider dans
l'accomplissement d'un devoir.

Une lettre de ma respectable amie, qui me réfute
comme à la pension.

Je ne sais qui a dit, ma fille : « Tout le monde
est un peu laid, et pourtant tout le monde est sévère pour la laideur. Double témoignage de notre
malice et de notre aveuglement. » La laideur vous
semble donc aussi une bien grande épreuve, et vous
croyez la beauté un avantage de toutes les positions? Cette conviction vous inspire des raisonnements difficiles à comprendre. Cependant, Clotilde,
où doit se passer la vie des femmes vertueuses? n'est-
ce pas où vous passez la vôtre, à l'ombre du foyer
domestique? Or que font au bonheur quelques lignes
plus ou moins correctes? Qu'est-ce qu'un avantage
sans durée et qui perd toute sa valeur dès qu'il est
seul? Et qu'est-ce qu'un malheur auquel on peut
s'habituer, qu'on peut faire oublier aux autres quand
on met de son côté les avantages toujours nouveaux
d'un bon caractère, d'un esprit sage et d'une vertu
aimable? Cet oubli de la laideur par l'effet des qualités heureuses est de l'expérience de tous. Mais je
vois que vous n'êtes pas encore bien forte contre les
idées de ce pauvre monde, dont cependant vous
redoutez déjà bien les erreurs. Comme les grands
enfants, vous aimez les images. Si l'on pouvait,
ajoutez-vous, montrer son cœur tout de suite, on
ne subirait pas le pénible froissement qui a lieu

quand il faut traduire un jugement défavorable, méchant et railleur.

Eh! chère amie, en bien des circonstances on
doit savoir attendre l'appréciation des hommes et
même s'en passer. N'avez-vous pas compris encore
que ce ne sont que les biens vulgaires qui s'estiment
par les apparences? Vous voudriez que l'on pût tout
de suite ouvrir à deux battants la porte de son cœur
pour en révéler la bonté à la confusion des critiques.
Oh! il est bien facile d'en trouver l'occasion. En
quelques minutes de relations avec une chrétienne
digne de ce titre, on a perdu de vue l'idée de sa
figure.

Chère amie, vous employez des arguments sacrés
pour défendre la cause de la beauté. Mais ne
voyez-vous pas ces tableaux de défigurement dont
est rempli le récit de la passion? D'où vient qu'il est
devenu méconnaissable aux yeux mêmes de ses pro-
phètes? d'où vient que la souillure et l'opprobre
ont touché son visage? » Il n'a ni éclat ni beauté; je
l'ai vu, il est tout défiguré; je n'ai pu le reconnaître.
Nous l'avons pris pour un lépreux frappé de Dieu et
couvert d'humiliations.

D'où vient tout cela, ma fille, si ce n'est pour
nous faire accepter nos laideurs méritées? Pouvons-
nous les rejeter avec murmure et désolation quand,
avant de nous atteindre, elles ont passé sur l'adorable figure de notre Maître? Avec votre dose de

foi, on comprend que Dieu est père dans les dons
qu'il refuse comme dans ceux qu'il accorde. S'il
voit la force de jouir sans abus, il accorde; et il ne
refuse que pour préserver ou donner lieu à des faveurs plus dignes de sa magnificence. « J'attendrai
volontiers pour être belle, le jour de la grande ré-
munération, disait une de nos bonnes filles, parce
que je n'aurais pas su l'être sans vanité en ce monde.
Mon âme, en cette bonne fortune du temps, eût été
bientôt en baisse dans les biens de l'éternité. »

N'avons-nous pas déploré plus d'une fois le malheur de ces beautés téméraires qui souffrent qu'on les
traite comme des divinités. Si vous les avez vues
triompher, ne fût-ce qu'un instant, n'avez-vous pas eu
envie de leur dire à l'oreille ces paroles que Bossuet
faisait entendre aux monarques : « O rois, vous êtes
des dieux, mais des dieux de chair et de sang, des
dieux de boue et de poussière. »

S'il fallait choisir entre l'orgueil soutenu d'une de
ces majestés de chair et de sang, et l'opprobre d'une
laideur humiliée, d'une laideur obligée de fuir pour
se dérober au regard de la multitude que son aspect
épouvante, mais que celui de Dieu soutient avec
amour, dites, ma chère fille, si vous balanceriez
un instant, et si les consolations intimes de votre
Dieu ne suffiraient pas à compenser le mépris des
hommes.

Je recommande à ma jeune amie de se garder de

toute variété de syrènes. L'erreur a besoin de se
faire enchanteresse; la vérité se produit sans recherche
ni ruse; son essence est l'éloquence, la beauté même.

Combien j'éprouve de tranquillité à la pensée que
les talents d'agrément vous servent à délasser vos chers
parents et à leur prouver votre gratitude! Qu'il est
avantageux pour vous de rester sous ces ailes pro-
tectrices d'une sage mère! Oui, on chante aussi dans
le monde, mais si vous saviez comme souvent c'est
tout près des larmes. J'ai lu l'autre jour, dans l'histoire de ces charmants oiseaux que vous aimez tant,
quelque chose qui m'a bien étonnée de la part de ces
jolis petits êtres. J'ai lu que le rossignol ne souffre
pas qu'un rival vienne se faire admirer à côté de
lui; voilà certes une vilaine tache à sa gloire. Il résulte,
de cet orgueil jaloux, de véritables combats où il
porte une passion extraordinaire. On dit que, pendant
des heures entières, deux de ces oiseaux peuvent
chanter jusqu'au dernier souffle, quelquefois jusqu'à
en mourir. Chère amie, il paraît que ces joûtes et
ces sortes d'excès ont lieu dans le monde pour l'amour-
propre, ce vilain tyran qui finit par devenir un bourreau, si de bonne heure on ne le met à la raison. Et
quand on sait ce que coûtent les succès qu'on y
obtient, on sent qu'il est bien bon de chanter seulement entre son père et sa mère pour les bons et
vrais amis de la maison.

Pauvre Elise! n'a-t-elle pas été longuement malade

par l'abus du chant et de cette méthode où l'on force les poumons outre mesure?... Et Claire *** n'avouait-elle pas avoir perdu de sa bonté par l'excessif désir d'être admirée?

Il est facile, chère Clotilde, de prouver à tous les gens sensés que la plus belle poésie se trouve dans le devoir, quel qu'il soit. Si Mme A... ne le comprend pas, c'est que son intelligence n'a pu encore se mettre à la hauteur de la question.

Nous qui savons que les petites bergères que vénère l'Eglise ne faisaient que prier et garder les moutons, et que cependant leur esprit était toujours dans les splendeurs des cieux, il nous est facile aussi de concevoir où gît la poésie.

Sans doute, trop de femmes restent terre à terre inclinées vers de petits objets indignes de tant de soins, qui ne périraient pas pour les occuper moins, et qui les empêchent d'élever leur regard. Mais « l'ordre est en toutes choses une condition essentielle de la perfection. » Il est dans la nature, nous l'avons dit souvent, une preuve de la divinité de sa création. Il y est partout, même dans la tempête qui la bouleverse, car les mouvements qui l'agitent concourent à produire différents avantages qui rentrent dans des desseins toujours bienfaisants et pleins d'harmonie. Il est dans la famille, dans l'intérieur de la maison, la preuve de la raison, de la sagesse, et jusqu'à un certain point, de la bonté de celle qui la gouverne.

Il n'a pas seulement pour but de bien disposer les objets extérieurs; il règle encore les actions, et s'étend jusqu'aux pensées et aux sentiments de l'âme dans laquelle il produit une agréable impression, semblable à celle que fait naître la douce harmonie d'une belle composition.

Croyez bien, Clotilde, que la femme sans ordre, qui méprise lès travaux et les soins dont la Providence l'a chargée, est toujours plus près du mépris des hommes que de leur admiration. Bientôt vous verrez cela trop clairement pour rougir de vos plus petits devoirs.

Elle a bien raison, votre bonne mère, d'espérer le retour de son fils : « Quand le cœur s'est alimenté aux nobles sources ouvertes par une première éducation chrétienne et par les relations d'une digne famille, quelque orage qui survienne plus tard, il s'est établi entre une telle âme et la vertu, une affinité telle, qu'elle devient pour lui comme le pays natal auquel on pense et l'on revient toujours. Au vent du plaisir, du bonheur, du doute et de la contradiction, le jeune homme peut s'exiler quelque temps de ses bords fortunés, mais il garde l'esprit du retour. Un jour il reviendra, et ce jour là « il se trouvera debout, comme avant la tempête. » Ma mémoire a gardé ce passage trouvé je ne sais où, et je l'applique à votre frère avec une véritable conviction.

La place que vous occupiez à la classe me semble

parfois encore vous attendre. La bonne Emma paraît n'oser pas l'occuper tout entière. Souvent elle mêle ses plaisirs aux miens, et nous parlons de vous, ma fille.

On dit Louise si charitable qu'elle est toujours réduite à la mise la plus simple, ne se laissant pas le moyen de la parure. Il paraît que le bon goût y supplée, car elle me semble toujours une des mieux ajustées. Sa petite maligne sœur prétend qu'au soleil, il lui arrive de prendre son ombre pour un pauvre, et de porter spontanément la main à sa bourse pour le secourir.

J'embrasse ma bonne Clotilde.

Un passage copié.

« O femmes, venez; les hommes ont fui, renié et méconnu leur maître; ceux qui le pleurent se cachent, ceux qui l'insultent se montrent. Recueillez donc, et pour vous et pour eux, son sang, son pardon, ses paroles et son testament. Il faut qu'au dernier jour, Dieu, dévoilant aux hommes sa conduite et sa miséricorde, leur disent : — Si, dans ces temps d'impiété, j'ai arrêté la vengeance de mon bras, c'est qu'il y avait là plusieurs femmes qui aimaient beaucoup et en faveur de qui j'ai beaucoup pardonné. Il y avait là plusieurs femmes occupées à ramasser, pour des hommes indignes du pain des enfants, les miettes tombées de ma table, et cette charité retirait du

tombeau la foi de ces infortunés. Il y avait là plusieurs
femmes, et quand mon regard s'abaissait sur le
monde, la blancheur de leur innocence éclipsait les
coupables. Il y avait là plusieurs femmes pleurant
dans l'ombre, souffrant en silence, travaillant en
secret, et moi, pour qui rien n'est caché, j'étais
apaisé par ces larmes, et je donnai le salaire à ces
souffrances.

» . . . . Quand après
avoir travaillé pour la bonne cause, vous ne recueillez
rien, ne murmurez pas, attendez. C'est le Calvaire
qu'il vous faut gravir avant de monter sur le Thabor.
Là on ne court pas, on ne marche pas, on gravit,
dit Bossuet, en souffrant et portant sa croix. »

6 décembre.

Comme j'ai senti l'humiliation de mon cœur, ce
soir où j'ai vu fuir d'un banc, à l'église, une petite
fille pauvrement vêtue, que ma toilette a effrayée, et
qui n'a pu se décider à demeurer à sa place, près de
moi ! O ma belle robe, que vous m'avez abaissée, et
que j'ai senti la pointe de cet affront fait à mon âme !
Je n'aurai plus le courage de me parer ainsi, même
les jours de visite, en songeant à cet éloignement
d'une petite sœur en Jésus-Christ.

7 décembre.

Aujourd'hui, ce n'est pas ma robe, c'est moi qui ai
eu tort. J'ai voulu avoir les honneurs du pavé, mar-

quant d'un regard assez hautain, je crois, l'étonnement
d'être obligée de descendre pour une pauvre fille qui
n'avait aucune raison de me céder le pas. Tout cela
ne paraît que fautes légères ; mais Dieu doit voir d'un
œil sévère et attristé la profondeur du vice qui me les
fait commettre. Est-ce que, dans ses jugements, il ne
comptera pas ces mille petits mépris dont j'aurai
affligé les créatures de sa prédilection ? Il m'arrive
souvent de m'imaginer que j'ai des droits, moi qui
n'ai que des devoirs, comme on me l'a tant répété.

Pardonnez encore cette faute, mon Dieu ! Vous
savez depuis longtemps ce que je sais faire.

Restée seule un instant avec notre vénérable curé
qui est venu nous faire visite, je me suis hâtée de
lui dire combien j'avais d'humeur contre moi de me
corriger si lentement et de ne m'humilier qu'après ces
accès de hauteur. « Patience, chère enfant, patience
avec vous-même, et courage contre vous-même pour
pratiquer les actes de l'humilité chrétienne. Bientôt
vous comprendrez combien sont nombreux et variés
les petits contentements que l'on éprouve dans la pratique de l'abnégation et de l'obligeance, même sur la
voie publique. Il est tant d'êtres sans consolation dans
leur malheur, tant de pauvres femmes, de vieillards
et d'infirmes pour qui la politesse humaine n'a jamais rien, qu'il faut bien les atteindre avec la politesse
évangélique. Qui pourrait dire toutes les satisfactions
qu'elle fait éprouver, toutes les bonnes petites grâces

que nous accorde Notre-Seigneur pour nous en ré-
compenser?» Malgré cette sorte de pardon que j'ai
trouvé dans une exhortation si indulgente, je sens
encore comme la cicatrice de ma faute. C'est peut-
être un bien pour que l'oubli n'ait pas lieu si vite.

7 décembre.

Hier au soir, mon bon père a paru heureux de
m'entendre chanter; j'ai bien joui de le récréer un
peu, mais je ne sais si quelque complaisance d'amour-
propre n'a pas dominé ce bon sentiment. Mme B...,
qui se trouvait là, a ouvert cet avis qu'il serait à-
propos de donner plus de stimulant à mes études
musicales, par plus d'importance à mes succès,
en me produisant un peu dans le monde. Avec sa
modération ordinaire, maman a répondu que l'on
n'avait jamais eu d'autre intention en cultivant ma
voix que celle d'en faire un délassement de famille;
que d'ailleurs il était facile de le comprendre par la
mesure que l'on avait gardée dans cette culture (car
mon gosier ne sort jamais du ton le plus ordinaire), que ce diapason suffisait pour être agréable
à la famille et à quelques amis, mais que le monde
ne s'en contenterait pas. J'acceptai avec un secret
dépit ce jugement et cette décision. Ma raison a
consenti jusqu'à ce jour à se contenter des succès
que j'obtiens en famille. Pourquoi mes plus sages
amis m'ont-ils semblé aujourd'hui si austères en dé-

cidant de nouveau que je dois m'en tenir à ceux-là?
« Il ferait beau voir, disait un aimable père à sa fille,
qu'après t'avoir acheté un si bon piano, tu me fisses
une dissonnance. » Combien n'en pourrais-je pas
compter depuis que mes parents m'ont offert
le mien!

8 décembre.

Comme autrefois, quand il se trouve près de nous
aux jours de fête, mon frère nous a accompagnées à
la messe; mais on voit que c'est par un reste d'éducation, par convenance pour nous. Il n'y prie guère,
et l'on dirait qu'il veut se tenir de manière à se montrer indépendant de Dieu... Oh! que je me sens alors
le besoin de m'humilier pour lui et de m'incliner plus
fort au moment du saint sacrifice! Cependant ma
bonne mère paraît inébranlable dans sa confiance en
l'avenir. Quelle puissance de foi il y a dans son âme
pour pratiquer tant de patience avec tant de douleur!
Mon bon père est toujours fier de son fils. Comme les
hommes pensent, jouissent et souffrent différemment
des femmes, du moins chez nous!

9 décembre.

Hier j'ai entendu une personne bien jeune parler
d'un ton tranchant de la vertu et de l'extérieur d'une
femme très-digne de respect et d'admiration; puis un
tout petit homme qui me semblait bien satisfait d'en
critiquer un grand. Il m'a paru plus ridiculement petit,
sans rien faire perdre à la majestueuse taille de celui

qu'il a voulu rapetisser. Comme notre cœur se trompe
en croyant gagner ce qu'il cherche à détruire chez
ceux dont les succès troublent son repos! Il faut voir
cela dans les autres pour sentir vivement le désir de
s'en corriger soi-même.

Préface d'un petit livre. (Présent de mon père.)

Que sont devenues ces vertus modestes et vulgaires,
ces âmes timides et sublimes? Où s'en est allée la
femme de l'Evangile, cette sainte femme qui aime,
qui souffre, qui pleure, qui prie et qui meurt en
murmurant ces mots : « Ma récompense est là dans
mon âme, et là haut dans le ciel ! »

Nous le cherchons et ne le trouvons plus ce type
céleste. Ah ! c'est que la modestie, la douceur, le
dévouement, l'abnégation, la retenue, la prudence,
la grâce même qui rejaillit sur les traits d'une femme,
et mille autres charmes indéfinissables qui attirent
au bien, qui persuadent, qui enchantent et décident
à la vertu, où résident-ils, si ce n'est dans une
âme vraiment chrétienne? Et nous ne la trouvons
plus, et le vide qu'elle fait produit le malaise dans
la famille et tous les malheurs de l'éducation donnée
au foyer. Nous ne la trouvons plus, parce qu'elle a
été elle-même à l'école de la vanité, pour des succès
d'un jour, à l'oubli des enseignements dont la valeur
est infinie et la durée éternelle.

10 décembre.

Qui aurait pu admirer deux ou trois fois les à-
propos du tribunal de la pénitence et l'inattendue
de cette éloquence si clairvoyante et si salutaire
qu'on y entend ; qui aurait senti l'effet des singulières grâces qu'on y reçoit, serait à jamais pénétré
de la divinité du sacrement de la réconciliation.

Aujourd'hui je regrettais, avec le guide de mon
âme, tant de désirs de vertus qui restent stériles.
« Il n'est pas nécessaire, me répondit-on, mon
enfant, d'accomplir de grandes œuvres ni d'en accomplir un grand nombre. Les plus petites sont d'un
prix inestimable quand elles sont faites pour Dieu.
Donnons quelque chose à l'édification du prochain,
mais beaucoup au secret de l'amour et de la charité.
Que les hommes nous oublient, et que Dieu nous
voie.

» Une très-grande vertu peut être renfermée dans
les petits devoirs imposés à une maîtresse de maison.
L'humilité y gagne un développement que les œuvres
de dévouement lui déroberaient peut-être. »

Sur l'espèce de répulsion que je disais sentir pour
les jeunes filles du monde qui ne connaissaient que
les vanités de la vie, il me fut répondu :

« Ma chère enfant, ne les fuyez pas ; si vous ne
les voyez pas par inclination naturelle, voyez-les.

avec une prudence toute chrétienne, dans l'espérance de leur faire un peu de bien; un mot plus sérieux que vous jetterez charitablement dans le vide de leur conversation, un silence sage au milieu du bruit de leurs vains discours peut porter des fruits que ne donnerait jamais une fuite dédaigneuse. »

Ces mots : « Ne les fuyez pas, voyez-les avec une prudence chrétienne, » ont ouvert mon cœur à des pensées toutes nouvelles sur la perfection de la charité. Moi qui dans mon secret amour-propre croyais m'entendre répondre : « Il faut les voir le moins possible et quand vous ne pouvez faire autrement! » Que ma pauvre intelligence resterait loin du vrai sens de votre doctrine, ô mon Dieu, sans les interprètes divinement donnés à mon ignorance et à ma faiblesse! — Et puis combien cette recommandation était lumineuse et salutaire pour moi : « Surtout soyez aimable avec tout le monde; c'est ce que le bon Dieu attend de vous. » Pourquoi le divin Maître est-il si entraînant pour les hommes les moins bien disposés? C'est qu'il était souverainement aimable et bienveillant.

11 décembre.

Vraiment je règle singulièrement mes dépenses; il m'arrive parfois d'en expier d'inutiles et de considérables par de toutes petites économies. Cela me tranquillise, mais ne répare guère; et l'intérêt de mes pauvres est souvent en péril. . . . . . .

Une lettre de ma maîtresse et amie : réponses à différentes communications intimes.

Chère amie, vous vous plaigniez de vos distractions à la prière. Eh! qui n'en a pas à tout âge? qui n'en a pas au vôtre, où l'on a tant de choses à voir passer dans son esprit? Il n'est rien à faire qu'à imiter ce saint petit berger qui tout doucement ramenait toujours comme d'un seul mouvement ses brebis éparses. Il faut aussi, chère fille, sans impatience, sans trouble, ramener dans la route ses pensées et ses sentiments vagabonds. Il est si doux de se retrouver avec l'Ami suprême au milieu de cette tourmente des amis du monde! Bien souvent nous avons réfléchi ensemble sur le malheur de ceux qui n'ont pas appris à dire : « Notre Père qui êtes aux cieux, » et votre âme en était pénétrée. Vous vous trouverez parfois, souvent peut-être, au milieu de ceux qui ont désappris à le dire; ne vous sentiriez-vous pas le besoin de répéter pour eux cette parole de vie? — Clotilde, le monde a des idées, des principes et des habitudes peu compatibles avec les idées, les principes et les habitudes de la foi. Je vous l'ai dit, il parle et agit en insensé, et se croit le monopole de la doctrine et de la sagesse. Bien vite, en vous accueillant d'un air aimable et d'un accent plein de prudence, il est venu vous dire que certaine piété ne peut avoir

6*

lieu que dans la retraite, et pourtant était-ce à des
cénobites que Jésus prêchait sa doctrine? N'est-ce
pas le monde qui a besoin de conversion? N'est-ce pas
au monde qu'il a dit : « Renoncez-vous? » Est-ce que
ce n'est pas chose sûre pour les âmes recueillies loin
de ces folles joies et de ses vanités? Il est avide, ce
monde, et il ne demande rien à Celui qui seul peut
donner. Aussi comme il côtoie souvent l'abîme, et
que de douleurs inconsolées dans le cœur de ses par-
tisans! Comme le bon Dieu est patient avec tant
de créatures si mauvaises et si orgueilleuses! disiez-
vous souvent autrefois. Vous eussiez voulu qu'il
punît ou qu'il fît la leçon d'une façon dramatique
avec un éclat théâtral. Sans doute, ma fille, cela
ne doit pas être, puisque l'étude des plus grandes
méchancetés historiques nous prouve que cela n'est
pas dans les habitudes divines. Il n'en est pas moins
vrai que la prière d'en bas appelle la miséricorde d'en
haut, et que sans les mains suppliantes qui demandent
pitié pour ceux qui outragent Dieu, les manifestations de sa colère seraient plus fréquentes. Que devien-
draient tant de familles oublieuses de leurs devoirs
religieux, s'il ne s'y trouvait de pieuses petites âmes
qui y maintiennent la protection du Père céleste?
Comme des enfants bien nés, elles lui offrent le dédommagement d'une affection plus délicate et plus
expressive, quand d'ailleurs l'oubli et l'injure outragent son cœur. Faites comme Dieu, ma fille; patien-

tez avec le monde. Dieu fait luire son soleil sur tous ;
soyez aimable avec les moins aimables et les moins
méritants ; mais que votre condescendance n'aille
jamais jusqu'à suivre la direction de ces enfants du
siècle. — Me voici, par la pensée, en pleine classe,
mon amie ; je vous revois toutes présentes à mon
esprit, sur ces bancs où vous m'écoutiez un peu
sous bénéfice d'inventaire, pour tout ce que je vous
disais de la vie, mais où plusieurs marquaient tant
de bonne volonté de rester fidèles !... Je ne saurais
écrire à aucune de vous, sans retrouver en mon âme
le vif désir de votre perfectionnement ; parce que c'est
le désir de Dieu, et que votre bonheur y est renfermé.

Voyez bien chaque jour, avec les yeux de la foi
et de la tendresse chrétienne, ce que vous avez à
faire pour rendre la famille heureuse dans tous les
détails de vos relations avec elle. Usez de votre instruction et de vos talents pour délasser votre père,
et que votre affection soit toujours une consolation pour
votre digne mère dans cette tâche si aride de la représentation au milieu du monde. Les bienfaits des
parents sont si multipliés qu'ils ne laissent point aux
enfants le loisir de les apercevoir et d'en remercier.
Trop souvent ils restent inaperçus comme ceux du bon
Dieu, à cause de la fréquence et de la générosité
avec laquelle ils sont répandus.

Reconnaissez-lez, ces bienfaits, chère amie, dans
le travail de l'un, dans l'abnégation de l'autre ; re-

connaissez-les par la douceur, la bonté facile et
l'agrément de toutes vos relations avec votre père et
avec votre mère, et avec tous leurs amis. Il est certain que la nature ne suffit pas pour soutenir cette
amabilité. Il faut que la grâce de charité s'y mêle
dans tous vos rapports avec ce cher prochain, afin
que vous puissiez y mettre la suite bien soutenue de
votre dévouement, malgré les difficultés et les répu-
gnances. Hélas! le cœur peut se lasser des meilleurs sentiments, et les vertus les plus faciles peuvent
causer des défaillances dans les âmes les plus fortes.
En tout et toujours nous avons besoin de nous retremper dans le surnaturel.

Oh! si les jeunes personnes savaient le pouvoir
qui leur est donné sur l'âme d'un père, par la
douceur de leur zèle, la force de leur courage et le
charme de leur humeur, elles ne voudraient point
perdre de vue le but céleste d'une conversion ardem-
ment désirée; et au lieu de les voir si légèrement
abuser d'une trop aveugle tendresse, on admirerait
en elle ce touchant pouvoir de l'influence filiale.

Votre bien dévouée amie.

MON JOURNAL

12 décembre 18...

Ce grand M. de Maistre, que de bonnes et jolies
choses il disait à ses filles! « Si tu sais le latin à fond,

écrit-il comiquement à la jeune Adèle, je te conseille le grec, surtout le *Kyrie eleison.* » Oh! oui,
Kyrie eleison est souvent le cri de mon âme.

Hier, sous l'impression d'une bonne lettre d'amie,
je me sentais tout aux intérêts de Dieu. Aujourd'hui,
causant avec ma bonne mère, je me suis laissée en-
traîner par la malveillance de mon amour-propre;
passant en revue beaucoup de jeunes personnes de
notre connaissance, je n'ai mis à les juger qu'une
feinte indulgence que j'ai prise pour excuse d'une
clairvoyance pleine de sévérité et d'erreur. Et au
dedans de moi-même, il a été conclu que je vaux
bien autre chose que tout ce monde!

Oh! mon Dieu, *ayez pitié de moi, ayez pitié de
moi :* c'est tout ce que je puis vous dire, sans oser regarder la tristesse de votre face adorable.

Que je suis peiné d'être si mauvaise! Si ces chères
enfants que vous devez aimer plus que moi sont un
peu plus légères en apparence, combien en réalité
elles ont plus de mérite, si elles sont plus charitables!
Mon Dieu, ayez pitié de moi, donnez à votre pauvre
enfant un cœur nouveau.

13 décembre.

Que je me suis ennuyée aujourd'hui! Un saint
ami de la maison m'a dit que cet ennui est mon salut.
« Que feriez-vous avec les illusions de la jeunesse,
si cette sorte de désenchantement ne venait point intimider votre esprit et votre cœur? Croyez-moi, chère

enfant, s'il est juste de dire que Dieu a bien fait toutes
choses avant notre déchéance, il est aussi juste
d'ajouter qu'il a bien refait toutes choses depuis le
premier abus que l'homme a fait de ses dons. Oui,
il a tout réparé divinement, tout ce qu'il veut et
permet peut être salutaire à sa créature déchue, même
l'ennui. »

Singulière et déplorable nécessité ! Donnez-moi
de la comprendre et de l'accepter, Seigneur.

13 décembre.

Comme toutes mes dernières fleurs inclinent leur
tête, même à l'abri des brouillards et du froid ! Elles
me disent adieu pour plusieurs saisons, et j'en suis
triste. Oh ! oui, je sens le lien qui unit mon cœur
à ces charmants produits de la nature. J'ai besoin
de fleurs : il m'en faut pour l'autel de Marie,
il m'en faut pour mes parents, quelques-unes me
sont nécessaires pour accompagner aussi les vœux
que je fais sur la tombe de ceux qui me sont chers.
Les fleurs, elles ont vraiment une langue pour exprimer nos joies, pour dire nos douleurs et les consoler.
N'ont-elles pas été une société pour le prisonnier
qui, en cultivant la plus modeste d'entre elles, en
trouvait sa captivité tout adoucie ? Et l'exilé, s'il a sur
les bords lointains rencontré une de celles qu'il aimait
à voir sur le sol natal, n'a-t-il pas senti sa paupière
humide, n'a-t-il pas cru retrouver la patrie tout entière ?

Et celui que la disgrâce a tristement atteint et qu'elle
a décidé à vivre dans l'oubli, en cultivant un parterre
ne se dédommage-t-il pas de ses gloires perdues et
des persécutions qui les ont terminées? D'où vient ce
charme mystérieux, si ce n'est d'une divine attention
d'en haut? « Chacune de vos fleurs nouvelles, a dit
un orateur, est comme un miroir où se réfléchit, pour
celui qui médite, un rayon de la divine beauté. Dieu
lui-même semble avoir pris à cœur d'encourager l'é-
crivain à orner son discours des images que lui offrent
les fleurs, en suggérant aux auteurs sacrés de puiser
dans la flore de l'Orient des comparaisons pour peindre
les gloires de l'Eglise et les états intérieurs de l'âme
fidèle. »

Je n'avais pas besoin d'enseignements si élevés pour
fortifier mon zèle en horticulture; mais je ne saurais me passer de la sanction de ma foi; en chacune de mes inclinations, de mes fantaisies même,
le besoin s'en fait sentir. C'est une habitude qui ne
vient pas de moi; elle est due à mon éducation. Ce
qui vient de moi, c'est la lâcheté qui empêche la vertu
d'agir, lors même que la sanction s'est fait entendre
distinctement.

Enfin, chères petites fleurs, pardonnez-moi cette
digression; je reviendrai à vous en certains loisirs,
quand le permettront les créatures à qui sont dus
des soins plus sacrés. J'ai pour moi, en cela, ma
foi, mon cœur et la poésie.

» Quand vous multipliez les genres, a dit encore
mon orateur, vous ressemblez à cet artiste qui ajoute
quelques gammes à son clavier pour traduire plus largement ses inspirations et mieux enchanter ses tristesses. »

14 décembre.

Je n'ai pu voir ma bonne mère ce matin avant
d'aller à la messe. J'en avais le cœur triste. En retournant une des images de mon livre, j'y ai lu cette
pensée écrite par une main amie : « La prière est
l'acte le plus affecteux que l'on puisse accomplir en
faveur de son père et de sa mère. C'est comme
une caresse que l'on fait à leur âme. » Un conseil
tout consolateur découlait de cette réflexion, et je priai
de toute ma ferveur pour ceux que je n'avais pu saluer
au départ.

15 décembre.

C'était fête aujourd'hui. Il y avait à la messe des
hommes que l'on n'y voit pas d'ordinaire, de grands
personnages. Ma curiosité était étrangement piquée
au sujet de leur dévotion. Et j'avoue que c'est bien
mal à moi, car je n'ai à répondre que de la mienne.
En certains moments de l'office, je regardai furtivement pour tâcher de voir un peu où ils en étaient
avec le bon Dieu. Il me sembla qu'ils étaient enve-
loppés de respect humain, et cette faiblesse me parut
un sentiment bien aveugle.

Ceux qui craignent les hommes plus que Dieu sont bien ridicules. La lâcheté dissimulée donne beaucoup de gaucherie dans le maintien, surtout à des héros dont la renommée célèbre le courage. Oh! m'écriai-je dans ma prière, donnez-moi, mon Dieu, la charité pour eux. Je la leur dois aussi, je la leur dois surtout. Ils n'ont pas appris à vous connaître et à vous aimer bravement. Moi j'ai besoin de votre amour comme du pain quotidien; je suis fière d'être votre disciple, et pourtant, en ma conduite, que de fautes qui pourraient prouver le contraire, sans votre adorable indulgence!

16 décembre.

Comme on sent avec ennui le vide de Dieu dans ces conversations et ces lectures sèches où il n'est pas question de Lui! Que je suis fatiguée d'entendre vanter notre civilisation et notre science, de manière à faire croire qu'elle est due tout entière à ce siècle dont il y a tant de mal à dire! Il me semble que ce sont des hommes bien peu entendus que ces admirateurs d'un si pauvre héritage; ils me paraissent bien antiques et singulièrement ignorants avec leur confiance dans un progrès qui se borne aux machines et n'améliore pas les hommes, comme si tout ce qu'il y a de grand, de beau et d'utile n'avait pas été trouvé par des hommes de foi! N'est-il pas vrai ce mot: « Nous ne sommes plus grands qu'eux que parce que nous sommes montés sur leurs épaules. » Et cet

7

autre : « Le siècle de l'incrédulité a commis le péché
de l'ange ; mais c'est parce que le christianisme l'avait
fait le compagnon du Très-Haut. »

N'est-il pas vrai qu'une quantité de saints ont été
des esprits supérieurs, et que les savants ont pu
admirer leurs œuvres autant que les fidèles ont pu
admirer leurs vertus ?

Cette question n'a sur moi qu'une influence d'amour
personnel, car les saints ne seraient pas selon le
monde les plus admirables des hommes, qu'ils auraient
toujours toute mon admiration, comme étant les meilleurs ; je les aimerais encore. Oui, j'aimerais l'humble
femme, la fille honnête qui ont vécu sous le regard de
Dieu, dans la modestie, la religion, la charité, et qui
sont mortes patientes, pures et angéliques ; j'aimerais
le pauvre qui souffre avec courage et qui bénit en
mourant la main de Dieu ; je les aimerais ; et l'Eglise
les aime, elle les exalte, et elle les aimera et les
exaltera toujours.

17 décembre.

Anna est venue me voir aujourd'hui d'une manière
bien affectueuse. Elle avait pris son ouvrage pour
s'installer près de moi avec quelque stabilité, me dit-
elle. C'était un ouvrage utile ; sa toilette était simple,
et sa conversation m'a été salutaire. Quand elle a
eu terminé le petit travail désiré par sa mère, elle en
a pris un pour les pauvres, à qui elle paie d'habitude la dîme de ses doigts. Je crois que ma bonne

amie avait raison une fois de plus en disant que
j'allais trop vite à juger. Il se pourrait bien qu'Anna
réalisât le modèle qu'elle me donnait d'une amie,
elle qui craint tant pour la jeunesse les relations
équivoques. « Que votre amie soit toujours un bon ange
terrestre qui guide vos pas dans tous les bons chemins. Gardez-vous d'appeler du nom d'amie celle
qui ne sait pas avec courage pratiquer tous ses devoirs,
ni celle dont la piété ne gouverne pas la conscience.
Comment saurait-elle vous aimer si elle n'aime pas
Dieu? et vous conseiller si elle manque de cette
sagesse que donne la religion? Ne le donnez pas, ce
beau nom d'amie, à celle que la vanité domine;
quel bien pourrait-elle vous faire? Que votre choix
ne s'inspire pas de causes frivoles ni de sympathies
humaines. Regardez au cœur et cherchez la foi chrétienne. Recommandez à Dieu toutes les jeunes personnes, mais soyez bien convaincue que les seules
amitiés fondées en Lui sont bonnes et durables. »

Tout cela est répété par ma bonne mère; et sans
m'imposer personne, elle a su doucement rapprocher de moi cette jeune amie, dont tout d'abord mon
amour-propre ne voulait pas, parce que plusieurs
me l'avaient vantée sans ménagement.

19 décembre.

Quelle touchante visite nous avons reçue aujour-
d'hui ! Un ancien ami de mon père, militaire plein

d'honneur et de franchise, que le chagrin a ramené
à Dieu. Il a perdu, il y a douze ans, un enfant
unique, toute la joie de sa vie. Sa mère, moins courageuse en cette douleur, avait montré à la mienne
un passage d'une lettre qu'il lui avait adressée au
temps de Noël, et où il disait : « Comme chrétiens,
nous nous réjouissons de ce qu'*un petit enfant nous
est né ;* témoignons aussi à Dieu notre reconnaissance
de ce qu'un petit enfant nous est mort, puisque depuis cette mort la vie s'est répandue en nous. » Il
paraît que longtemps, par suite d'une pernicieuse
éducation, il avait perdu Dieu, qu'il l'avait demandé
à toutes choses, et qu'il ne l'avait trouvé que là où
son pauvre cœur n'aurait pu le désirer : sur le tombeau de son enfant, comme il dit. — Maman était
bien émue des intéressants détails de cette conversion. Devant mon père, il s'est contenté de dire de
temps en temps un mot religieux, ne pouvant dire
plus par prudence, ne voulant pas dire moins par
fidélité. Le changement de ce digne homme paraît à
ses amis comme une faiblesse de la douleur. Mon
Dieu, que votre miséricorde si adorablement ingénieuse veuille bien inventer un moyen de conversion
pour tous ceux qui me sont chers ! Mais qui pourrait
mettre le prix à vos grâces, si on les connaissait d'a-
vance, Seigneur ? Peut-on les désirer pour les siens
à des conditions si déchirantes ? Mon Dieu, si vous
frappez au milieu de nous un jour, que vos coups

tombent sur moi, et gardez sous votre main les
âmes que je [recommande à vos bénédictions d'en
haut !

20 décembre.

Ma bonne mère m'a très-bien fait comprendre aujourd'hui combien il est nécessaire de porter dès le
matin son regard sur le plan du jour, afin que toute
chose trouve son temps avec ordre. Sans doute, il y a
l'imprévu ; mais l'imprévu même rentre dans l'ordre,
puisqu'il peut devenir aussi le devoir. Il faut toujours,
dit ma mère, avoir à l'esprit et au cœur l'idéal de sa
conduite, de celle qui a rapport au temps et de celle
qui a pour but direct l'éternité. Il y a longtemps que
j'ai entrevu, à la lumière de l'Evangile, le modèle
que je dois imiter pour former mon âme à la ressemblance divine ; il est tout près de moi, il n'y a qu'à
copier pour que tout soit bien. Mais combien j'aimerais mieux un acte de grand héroïsme que tous ces
petits sacrifices de chaque instant, où il faut sans
cesse faire effort de douceur et de patience ! « Erreur
m'a-t-il été objecté par le ministre de Dieu ; erreur
de l'amour-propre qui croit avoir le courage des
vertus sublimes et qui n'a pas celui des plus ordinaires. Cet héroïsme de la vie commune pour les âmes
ambitieuses et vaines est précisément ce que Dieu veut
d'elles. Il n'a pas besoin de nous pour faire de grandes
choses, et nous avons besoin de Lui pour faire les
plus petites. Il aime mieux concourir à notre humble

travail, à notre résignation, à notre vie obscure, qu'à des œuvres magnifiques où nous voudrions prouver notre intelligence et notre générosité; parce qu'il continue avec nous cette vie cachée qu'il a menée et tant aimée sur la terre. Dieu compte pour rien dans nos actions tout ce qui éclate le plus aux yeux des hommes. »

Il n'y a que les vrais croyants qui puissent dire des choses si encourageantes aux âmes déroutées. Mais l'incertitude de l'avenir, et même celle du présent, est une douloureuse gêne. Si je pouvais seulement savoir un peu l'effet que mon âme fait au bon Dieu! Il faut être saint pour aller au ciel! Quand on pense à cela! Il y a quelques années, je ne comprenais point la sainteté sans la canonisation. Il me souvient encore du sentiment plein d'espérance qui inonda mon cœur de première communiante le jour où j'appris dans ma retraite que l'une pouvait avoir lieu sans l'autre. Alors je renonçai au nimbe et à toute espèce d'auréole; mais il me semble bien tranquillisant de pouvoir aspirer à une place près de tous ces héros, amis intimes de Jésus. Aujourd'hui la sainteté moins les droits aux beaux hommages de l'Eglise me paraît encore bien difficile. Pourtant tous les suaves encouragements des saints auteurs engagés au service du ciel me font grand bien, et béni soit celui qui a déposé ceux-ci dans ma lecture d'aujourd'hui.

« Oh! si l'on savait tous les saints qui existent en ce

moment sur la terre, non pas loin, mais autour de chacun de nous!... Oh! si les chaumières, si les hôpitaux, si les mansardes, si les prisons, si les cloîtres, si les déserts, si l'humble foyer domestique surtout pouvaient raconter tout ce qu'ils ont vu, pouvaient rendre tout ce qu'ils ont reçu de vertus chrétiennes, quel spectacle! Mais c'est là un secret entre Dieu et ses anges, un secret pour les auteurs mêmes de ces vertus, qui, le jour où Dieu les couronnera, diront avec l'ingénuité du dévouement : Quand est-ce, Seigneur, que nous avons fait ces choses? Un secret pour le monde, qui n'en est pas digne, et qui, le plus souvent, n'est capable que de les épurer en les insultant.. »

Cette sainteté *un secret pour les auteurs mêmes de ses vertus!* Oh! si jamais je pouvais avoir avec moi-même un pareil secret! Etre sainte sans le savoir.

27 décembre.

Aucun sujet ne paraît trop élevé pour Mme A... Aujourd'hui, se trouvant chez nous en même temps qu'un savant et vénérable prêtre, elle a entamé la question de l'Eglise et de son chef visible, de manière à prouver qu'elle a besoin de lumière, mais de ce ton qui laisse croire qu'elle en veut donner aux autres. M. l'abbé *** lui a répondu bien dignement quant à l'Eglise. Il me semble qu'il a mis un peu de raillerie à lui expliquer que ce n'est pas bien difficile

de faire la différence qui existe entre la position de
notre Saint-Père et celle de saint Pierre visitant ses
églises le bâton à la main. Il l'a même arrêtée là pour
lui prouver que ces pastorales inspections faisaient
clairement comprendre que ce saint était le souverain
pasteur des agneaux et des brebis, et qu'après cette
mission remplie le Prince des apôtres n'avait pas
tardé à voir où devait être le siége de son épis-
copat, qu'il s'était acheminé seul, le premier, vers
l'Italie, et avait posé à jamais le pied sur Rome. « La
divine Providence intervenant, comme toujours, avec
une évidence d'intention que nul esprit de bonne
foi ne peut méconnaître, a fait pour notre Saint-
Père ce que vous savez, madame, et vous avez assez
réfléchi pour arriver à comprendre, sans difficulté,
qu'il doit être comme ce père de famille dont les
enfants sont établis et qui, pour être bien avec tous,
ne doit habiter chez aucun d'eux. »

La victoire du bon sens et de la foi n'était pas
du côté de Mme A...; mais elle n'a pas l'habitude de se
rendre, elle croirait déroger. Et puis, je soupçonne
qu'elle parle plus vite qu'elle ne pense. Enfin, ma
critique est une ingratitude, car cette conversation
m'a valu une instruction religieuse. Sans doute si
Mme A... avait pu, autant que moi, recueillir dans sa
jeunesse toutes ces salutaires leçons qui éclairent la
foi, elle aurait plus de véritable lumière et de charité.

Après cette séance, je me sentis le désir de quelque

bonne lecture sur l'Eglise. Que de choses fortifiantes et belles j'ai trouvées dans ma chère petite bibliothèque! Sainte Eglise catholique, quel affectueux respect je me sentais au cœur, après avoir lu ces magnifiques pages d'apologie! Qu'il est bien vrai de dire que « Celui-là seul qui a fait le soleil a pu donner à l'Evangile et à son Eglise toutes les propriétés de sa lumière. »

J'ai été entraînée jusqu'à copier ces beaux vers, que je veux apprendre, ou au moins écrire pour les goûter à mon aise.

Sur Rome.

Et lorsque le jour tombe, et que l'*Angelus* tinte,
Et que le crêpe noir couvre la ville éteinte,
On se recueille bien, de peur d'être oublieux;
On met ses mains au front et l'on dit : « En ces lieux
Vint un pêcheur obscur; aux flots de Césarée
Il laissa les débris de sa barque égarée;
Il marcha bien longtemps, solitaire piéton,
La croix dans une main, et dans l'autre un bâton :
L'âge et la pénitence avaient courbé sa taille.
Seul il défia Rome et lui livra bataille !
Et cette Rome avait un empereur puissant
Qui dans ses doux loisirs jouait avec du sang,
Et des soldats si forts que d'un seul coup de lance
A l'univers mutin il imposait silence.
Eh bien! comme l'épi sous la main du faucheur,
Tout Rome s'écroula quand parut ce pêcheur;
Les dieux prirent la fuite : un évêque sans glaive
S'installa sur la place où Saint-Pierre s'élève;

Et ce fut un mystère à donner des frissons,
A briser notre corps et notre. âme.... Pensons ! »

Et quand on a pensé, on trouve bien vraie cette
réflexion qui précède :

Aux monuments tombés, aux profanes jardins,
On n'accorde en passant que de calmes dédains.

28 décembre.

Nous avons fait avec ma bonne mère la visite de
ses amis les pauvres. Quelle touchante civilité que la
sienne avec ce monde si mal logé, si mal vêtu, si mal
élevé en grande partie!...

C'est un ennuyeux moment que celui-ci. Il me
semble avoir été plus fatiguée après toutes ses visites
reçues que quand j'ai accompli une lourde tâche. Que
tout est vide dans ces relations où la véritable bienveillance a si peu de part! Notre vénérable curé a
pu seul trouver le compliment du cœur. On parla de
cartes de visites. Il nous cita un religieux de ses amis,
qui avec les siens avait su en détruire l'insignifiance
en y écrivant toujours une petite maxime pieuse et
consolante. Vraiment les hommes de foi ont bien de
l'esprit dans le cœur. Pour peu que la nature leur en
ait fait une petite part, la religion y ajoutant ses lumières et les inspirations de la charité, voilà tout
de suite une intelligence élevée et secourable.

Anna aussi a bien compris le nouvel an. Elle m'a

offert une *Imitation dédiée à la jeunesse*, et dont
les réflexions doivent donner aux âmes novices l'intelligence de cette morale si profonde en spiritualité.
Cette pieuse attention m'a fait bien plaisir. Je voudrais
mettre autant de délicatesse de foi dans mes procédés
d'amitié. Une jolie image marquait un chapitre sur
les fins dernières : « Que sert de vivre longtemps
quand on se corrige si peu ? » Une réflexion pleine
d'à-propos suivait ce chapitre.

« Je ne veux plus compter sur mon âge : c'est
moi peut-être, ô mon Dieu, qui suis la pauvre fleur
qui naît le matin et qu'on foule aux pieds le soir, la
vapeur légère qui s'évanouit à peine formée. Mon
Dieu, mon Dieu, que je me hâte de vous bénir et de
vous aimer sur la terre, pour vous bénir ensuite et
vous aimer dans le ciel ! »

29 décembre.

C'est un doux commerce que celui d'Anna. Bien
décidément elle vaut mieux que moi. Il y a quelque
temps mon amour-propre aurait cru trop dire; depuis
que je la vois de près, je suis obligée de l'apprécier à
mes dépens et de m'abaisser dans mon estime; ce que
je fais sans dépit. Anna est si modeste dans son mérite, si humble dans sa vertu !

3 janvier.

Aujourd'hui j'ai mis de l'humeur à faire des écri-
tures que mon père m'avait imposées à l'heure de la
messe. Bien souvent je suis au-dessous de mes obli-

gations essentielles par goût de ma volonté propre. Je
suis assez éclairée pour savoir que la volonté de Dieu
se trouve dans celle de mes parents, quand ils ne me
demandent rien contre l'ordre d'en haut, ce que je
n'ai pas à redouter. Il m'était facile de comprendre
que le bon Dieu serait mieux servi, mieux glorifié par
mon obéissance que par l'assistance à une messe qui
n'était pas de précepte. Malgré tout cela, je poursuis
ma mauvaise petite voie. La vraie et solide piété est
pourtant mon idéal le plus cher.

Mme A...., hier au soir, en voulait à certains miracles de quelques saints. Ces faits lui semblent
trop singuliers pour édifier, et trop inutiles pour être
dignes de Dieu.

Une page copiée du P. Lacordaire.

« A peine dix-huit printemps ont-ils épanoui nos
années, que nous souffrons de désirs qui n'ont pour
objet rien qui ait une forme ou un nom. Errant dans
le secret des solitudes ou dans les splendides carre-
fours des villes, on se sent oppressé d'aspirations sans
but ; on s'éloigne des réalités de la vie comme d'une
prison où le cœur étouffe, et l'on demande à tout
ce qui est vague et incertain, aux nuages du soir,
aux vents de l'automne, aux feuilles tombées des bois,
une impression qui le remplisse en le navrant. Mais
c'est en vain : les nuages passent, les vents se

taisent ; les feuilles se décolorent et se dessèchent
sans lui dire pourquoi il souffre, sans mieux suffire
à son âme que les larmes d'une mère et les ten-
dresses d'une sœur. O mon âme, dirait le prophète,
pourquoi es-tu triste et pourquoi te troubles-tu ? Espère en Dieu. C'est Dieu, en effet, c'est l'infini qui
se remue dans nos cœurs de vingt ans, touchés par
Jésus, mais qui se sont éloignés par mégarde, et en
qui l'onction divine, n'obtenant plus son effet surnaturel, soulève néanmoins les flots qu'elle devait
apaiser. »

Du même à un jeune ami.

« J'ignore les desseins particuliers de Dieu sur
vous, mais je sais que son dessein sur tous les
hommes est d'être aimé d'eux, et que toute sa providence est dirigée dans ce but.

« Cette amitié pure qui coulerait comme un baume
de votre cœur, ces choses ineffables d'une sainte
affection qu'il est donné aux hommes de goûter en
passant : tout cela que vous rêvez, pourquoi Notre-
Seigneur n'en aurait-il pas peur, s'il veut que vous
l'aimiez uniquement! Quand Dieu nous broie sous
les verges, n'est-ce pas pour que notre sang se mêle
au sien, le sien répandu si longtemps d'avance sous
des coups plus durs encore et plus humiliants! n'est-
ce pas pour que nous ne cherchions pas d'autre tête
que la tête sanglante de notre Sauveur, pas d'autres

mains à baiser que ses mains percées de clous pour
notre amour, pas d'autres plaies à soigner doucement
que ses plaies divines et toujours saignantes?

« Ah! mon ami, vous vous plaignez de ne pas être
aimé, et Dieu vous a donné au fond du cœur un
amour pur, immense, invincible. Vous voudriez
d'autres affections, et Dieu, qui ne le veut pas
peut-être, vous frappe et vous blesse; il vous découvre l'infini, la vanité du monde; il vous crucifie
pour vous faire aimer davantage et imiter le crucifix.»

4 janvier.

Je suis dans une douce attente. Ma meilleure amie
après ma mère doit recevoir demain une grande
lettre qui demande au moins une petite réponse. Son
bon ange veuille bien lui inspirer l'empressement
que désire mon affection!

Pensées et fragments recueillis çà et là.

« Il faut à une fille pieuse des délicatesses toutes
célestes pour vivre, sans l'irriter, près d'un père irré-
ligieux, parce qu'il lui est naturel de vouloir dominer les sentiments de son enfant, l'affection intime
de son cœur : c'est donc à toute heure qu'il faut avoir
pour lui des ménagements, des dévouements pro-
fonds, qui doivent un jour gagner son âme à la foi.

» Il y a des positions évangéliques auxquelles on
revient comme par enchantement de conscience. Qui

n'aime à prier au bas du temple et n'accepte volontiers cette place en souvenir de ce cher publicain
qui s'en retourne justifié ?

» Le ciel est bien beau, tout est resplendissant dans
la nature; mais l'âme n'en a pas moins ses angoisses,
la vie ses ingrats labeurs, le cœur ses déchirements.
Ah ! c'est que le ciel d'ici-bas n'est que celui de
nos yeux; il faut chercher plus haut celui de notre
cœur.

« On ne saurait calculer l'effet d'une communion
de moins dans la vie d'un chrétien. »   P. Lacordaire.

« Deux esprits ne devraient se toucher, deux cœurs
ne devraient se rapprocher que pour se rendre meilleurs et plus vrais, et s'aider à franchir la distance
qui les sépare d'un Dieu qui les attend et qui les
appelle.

» Le pas est glissant une fois qu'une jeune personne admet le désir de plaire, et de là vient que
ce désir même est un objet de surveillance constante dans une conscience délicate.

» C'est le désir de plaire qui fait rechercher avec
tant d'empressement aux jeunes filles les louanges
et les compliments, et qui les rend si crédules et si
sensibles à tout ce qui flatte leur amour-propre et
leur vanité : elles se persuadent aisément qu'en les
louant on ne fait que rendre un légitime hommage à
leurs bonnes qualités. — Pour celles qui ont quelque

mérite, le témoignage de leur conscience ne suffit pas : il leur faut encore l'approbation d'autrui ; et elles finissent par tenir beaucoup plus de compte de l'opinion qu'on a d'elles que de ce qu'elles sont en réalité. Ce qu'elles redoutent le plus, c'est l'oubli , le blâme ou l'improbation ; ce qu'elles recherchent avant tout, ce sont les éloges, les suffrages, les applaudissements. — Celles qui sont assez sensées, assez humbles pour reconnaître qu'elles ne méritent pas les compliments qu'on leur fait, ne laissent pas d'y être sensibles, et de recevoir avec plaisir les marques d'estime et d'admiration qu'on leur accorde à la faveur d'une méprise. On a même remarqué que celles qui sont le moins dignes des éloges qu'on leur adresse sont celles qui se montrent les plus empressés à les recevoir : sans doute parce qu'ayant peu d'occasions de s'entendre louer, elles les saisissent avec plus d'avidité lorsqu'elles se présentent.

» Il n'est point nécessaire d'ailleurs, pour répondre à leur désir de plaire, que la flatterie soit bien directe et bien explicite; le moindre signe d'approbation , la plus légère prévenance, la plus petite attention suffit, et souvent même de simples égards, de simples formules de politesse prennent dans leur esprit les proportions d'un succès et d'un véritable triomphe! O misère et vanité!

« Il n'y a qu'un remède à ce désir de plaire , et il est encore dans la foi chrétienne. Contenu dans de

justes bornes, il peut, au moyen d'une grande pureté
d'intention, se mêlant aux autres sentiments, com-
muniquer un charme de plus aux bonnes qualités
des jeunes personnes, et contribuer à les rendre
plus aimables pour mieux faire aimer la foi qu'elles
pratiquent. »   Traité d'éducation.

« Il faut au jeune arbrisseau un abri contre la
fureur des vents... ; la fleur ne s'épanouit que sous
la douce haleine des zéphyrs... ; la colombe cherche
le creux du rocher pour y élever sa famille... ; le matelot, sur son frêle esquif, fuit la tempête et les
flots agités... ; le berger conduit son troupeau dans les
vallées solitaires... « Dieu lui-même ne se plaît point
dans le trouble et l'agitation, » et lorsqu'il veut
se faire entendre à une âme, » il la conduit dans la
solitude pour lui parler au cœur. » Et un faible
enfant, et une jeune fille, ces êtres si délicats et si
fragiles, on ne craint pas de les exposer à la
tourmente du monde et de leur en faire courir tous
les dangers !... »

« On a la prétention de cultiver dans leurs âmes
la piété et la vertu, tout en les mettant en contact
avec les mauvaises passions qui dessèchent jusqu'aux
moindres germes de ces précieux sentiments. »
                                        Idem.

« Les femmes ne sont pas obligées d'être savantes ;
mais elles ne sont jamais dispensées d'être sages, mo-

destes, laborieuses et chrétiennes. On a toujours de
l'indulgence pour celles qui se distinguent par quelqu'un de ces beaux côtés, tandis qu'on n'est jamais
disposé à excuser une femme mal élevée, quels
que soient d'ailleurs la variété et l'éclat de ses
talents. »   Idem.

« L'imagination, puissante créatrice, brillante auxiliaire, c'est elle qui inspire l'artiste, le poëte, l'orateur, qui allume le feu sacré du génie et lui fait
prendre son essor... Mais aussi, « folle maîtresse du
logis, » dangereuse conseillère, lorsqu'elle domine
dans une jeune fille, elle obsède sans relâche son
esprit, énerve son cœur et absorbe ses autres facultés
qui n'échappent qu'à grand'peine, et comme par intervalle, à son action tyrannique. »

« . . . . . L'âme, une fois éblouie et comme
enivrée par ses enchantements, se complaît dans les
fictions, dans les illusions, dans les suppositions merveilleuses, et finit par se détourner entièrement de
la vérité. »   Idem.

Une aspiration vers le Ciel (morceau copié).

Rêvez tout ce qu'un cœur chrétien peut rêver de
félicités saintes et douces, un état de pureté que ne
pourra plus altérer aucun spectacle ni aucun souvenir, un repos mis à l'abri de toutes les atteintes, une
lumière et une sagesse qui pénétreront toutes les mer-

veilles de Dieu, une ferveur sans relâche et qui
s'alimentera de Dieu lui-même : un amour complet, sans réserve, sans bornes ; le ciel pour séjour,
les saints et les anges pour frères et pour compagnons éternels, la sainte Vierge pour reine,. Dieu pour
seul maître, pour seul amour ; oui, rêvez ce bonheur, goûtez cette espérance, plongez-y votre cœur,
votre intelligence, Dieu le veut.

Oh ! que cette sagesse de Dieu est grande ! Oh !
que ses mystères sont consolants ! Non, les secrets du
ciel ne sont point une nuit profonde, et nous ne cherchons point à tâtons dans les ténèbres de ses desseins. L'impie seul est dans la nuit ; seul il est dans
l'abîme ; seul il ne voit rien. Mais, pour le chrétien,
pour l'homme d'esprit et de cœur, la vie est le crépus-
cule doux et déjà lumineux du jour qui va bientôt
naître, du jour qui ne finira pas. S'il ne voit point
encore, il devine, il aperçoit ; il n'est pas dans la
nuit, il est dans l'ombre ; il n'est pas dans la plaine,
il est sur la montagne ; il voit d'où le jour lui
viendra ; il lui faut du secours, mais il ne manque
pas de lumière ; les abîmes l'environnent, mais il connaît son chemin.

6 janvier.

Une leçon d'histoire naturelle m'a ravi le cœur pour
la bonté de Dieu. Sa paternité m'a été prouvée avec
une sorte d'éloquence par ce bon M. C..., qui a
d'ordinaire une élocution simple ; mais quand la

cause du Ciel est en jeu, il s'élève et devient parfois un petit Bossuet. Le mieux du monde, il remet l'homme à sa place avec ses petites imitations du Créateur et son grand orgueil de créature ; la providence de Dieu dans le blé, le pain, toutes les productions nécessaires à notre nourriture, dans les choses de pur agrément, dans les précautions contre ce qui peut nous nuire, toutes ces preuves d'amour répandues dans le monde m'ont fait naître des idées que j'étais comme humiliée de n'avoir pas eues encore. C'est un professeur qu'on n'oublie pas, que celui qui vous aide à connaître Dieu ; car après cela il n'y a plus qu'à l'aimer, et le servir vient comme de lui-même.

Une lettre de ma respectable amie.

Ma chère fille,

Il m'arrive souvent d'éprouver la tristesse de mon âge en m'adressant à de jeunes âmes qui veulent commencer avec moi ces relations du salut. Elles viennent, je vais partir ; il est trop tard, me dis-je. — Oui, trop tard pour assister au succès de Dieu ; mais suis-je obligée d'y applaudir ici-bas, et ne dois-je pas répondre à ces voix amies, au désir de leur cœur et du mien, sans arrière-pensée personnelle ? Chère enfant, si je puis dire aussi, « Je suis un vieux vase, et j'ai peur pour vous qui voulez y boire, »

je peux ajouter avec espérance : « Que Dieu m'assiste, et que sa grâce soutienne votre cœur après l'avoir préparé !

Que je me trouve bien dans ce cher intérieur de votre famille, mon amie, et combien je voudrais que rien ne s'y dérangeât sinon pour augmenter encore la gloire que Dieu peut déjà y recueillir !

Vous désirez toujours devenir bien pieuse : c'est le plus sage de vos vœux. Avec quelques sacrifices, vous le verrez s'accomplir. On raconte que l'équipage de Colomb tressaillit plus d'une fois à la pensée qu'il allait toucher terre, mais surtout un jour à la vue de quelques oiseaux qu'il croyait la lui annoncer ; malheureusement on reconnut qu'ils étaient de ceux qui s'en éloignent à plusieurs centaines de lieues. Vos désirs spirituels ressemblent encore un peu à ces oiseaux ; mais lorsque vous aurez soumis votre cœur à la direction divine, et que vous écouterez de bonne grâce l'appel de Dieu, quel qu'il soit, sans trop vous écarter deçà et delà, vous sentirez enfin le parfum des fleurs qui annoncent décidément la terre.

Oui, chère amie, c'est une attention de la divine Providence de vous avoir attendue au retour de la pension avec une jeune amie telle que vos plus vieilles affections pouvaient la désirer pour vous. A l'accord parfait des sentiments du cœur et des vues de l'esprit, vous joignez la généreuse intention de vous exciter

mutuellement à la vertu : c'est la vraie amitié. Que
de fois j'ai gémi en mon âme que cette définition
soit appliquée à l'inverse par tant de jeunes filles qui
comprennent si mal le doux et saint commerce de
l'amitié chrétienne ! Ingéniez-vous bien à remplir
les devoirs de cette union, bonne Clotilde. Qu'il
y ait sur vos lèvres pour votre amie de pieuses paroles
au jour de l'accablement ; que ses douleurs vous trouvent toujours pleine de compassion ; l'amitié a sa
place dans l'Evangile, elle a fait battre le cœur d'un
Dieu, elle a produit le frémissement de son âme
devant une tombe chérie, elle a fait couler ses larmes.
Ne pourrions-nous pas, après cela, nous appuyer
sur une amie dans nos faiblesses, nous soutenir dans
nos peines, par ce précieux secours d'une affection
dévouée, surtout prier et pratiquer ensemble les vertus
de votre âge et de votre état ? On aime tant et si bien
ceux avec qui l'on sert Dieu !

Quand vient cette époque de singulière fatigue
appelée le nouvel an, il y a moyen, chère amie, d'en
sanctifier les ennuis. Les traditions les plus détériorées
peuvent retrouver de la fraîcheur et de l'intérêt à la
lueur de la charité. Il y a tant de bonnes choses à
souhaiter à ceux qui nous persécutent de leur misère
intellectuelle, et l'on se désennuie si vite et si bien
en les supportant par cette vertu d'en haut ! Et cela
n'est-il pas juste en tout temps ? Ne sommes-nous
pas tous atteints de quelque pauvreté morale ? Les

plus intelligents et les plus sages n'ont-ils pas besoin
de l'indulgence d'autrui? Et ceux qui ont lieu d'être
satisfaits de leur esprit ou de leur instruction, n'im-
posent-ils pas souvent un fardeau assez lourd à ceux
qui doivent les écouter? Sa suffisance plus ou moins
adroite des mieux doués n'est-elle pas aussi déplaisante
aux hommes qu'au bon Dieu? Allez, chère Clotilde,
nous avons tous l'occasion de pratiquer de réels
exercices de patience les uns envers les autres.

Il faut passer par toutes les petites épreuves dont
vous vous plaignez parfois. Faire autre chose que
ce que vous avez mis dans vos projets ; rester à la
maison pour y accomplir une tâche peu attrayante,
au lieu d'aller prier à l'heure où vous n'y êtes pas
obligé : tout cela c'est l'apprentissage de l'état chrétien. Alors on prend l'habitude d'élever son âme
vers Dieu pour lui offrir tous ces petits sacrifices,
ce qui produit la plus heureuse union avec lui, même
loin de ses autels. Et quand les ennuis se pressent,
et que les peines arrivent tous les jours, on sent que
c'est dans la lassitude de l'esprit et l'oppression du
cœur que l'on dit le mieux : Notre Père qui êtes au
ciel.

Ces choses si merveilleuses que vous trouvez dans
la vie des saints n'obligent pas la foi. Et il faut être
bien ignorant ou de bien mauvais vouloir pour s'en
plaindre. — On a dit que Dieu se joue avec les
hommes comme un père plein de condescendance le

fait avec ses enfants. Est-ce à nous à régler les jeux
de sa divine bonté? connaissons-nous bien le rapport
qu'ils ont avec nos âmes?

N'est-il pas le maître de la nature? ne la soutient-
il pas du bout de son doigt? et sa raison peut-elle
se mesurer sur la nôtre?... Que de questions seraient
à faire ici aux dépens de notre fol orgueil? — La vie
des saints, c'est comme l'Evangile en permanence
devant les yeux des hommes, et leurs miracles sont
« les émanations d'un sol fécondé par le christianisme. On ne les confond pas plus avec le dogme in-
faillible que les gouttes de rosée avec les feux de
l'aurore qu'elles accompagnent. » Mais on y croit
facilement quand on connaît bien Dieu et ses saints.
Avez-vous lu dans la vie de sainte Chantal, ce joli passage, où il est dit que le mulet dont son père se
servait chaque jour avait l'*attention* miraculeuse de
ployer les genoux quand ce saint vieillard, devenu
infirme aux derniers jours de sa vie, ne pouvait plus
faire le mouvement nécessaire pour monter cet animal,
qui devait le conduire chez ses pauvres de la campagne. Suit la réflexion : Quand l'homme est bien
soumis à Dieu, l'animal peut bien être soumis à
l'homme. Ainsi s'explique l'empire du bon saint
François d'Assise sur les petits poissons qui nagent
dans l'eau, sur les petits oiseaux qui volent dans
l'air, et sur tant d'autres êtres plus ou moins rebelles
à l'homme. Nous ne saurions imaginer jusqu'à quel

point la nature eût été à nos ordres sans la grande
révolte que vous savez, ni de combien eussent été
diminuées les souffrances de tant de pauvres bêtes
que leurs maîtres insensés accablent de coups en blas-
phémant le nom de Dieu.

Notre chère Adèle a trouvé des éléments de félicité
qui étonnent ses amis du monde. Elle prie, travaille,
secourt les pauvres, aide à l'instruction de ces petits
déshérités que l'on a tant de peine à préparer à la
première communion, à qui l'on demande tous les
jours : « Qu'est-ce que le mystère de la sainte Trinité? »
et qui répondent : « C'est le mystère de l'Incarna-
tion et de la Rédemption. » Elle finit vraiment par
leur mettre l'intelligence au cœur et par leur faire
concevoir la bonté de Dieu à force de bonté humaine.
Puis elle se promène, chante et rit de toute son âme,
des tours que lui ont joués les œuvres et les pompes
du démon. On disait l'autre jour que dans les salons
elle aurait pu être gracieuse comme une enfant du
siècle, mais que dans la famille et à l'église elle l'était
comme une enfant de Dieu. Cela vaut bien autant,
n'est-ce pas, chère amie ?

Embrassez-moi, ma fille.

7 janvier.

Oh! mon Dieu, Mme X... morte cette nuit quelques
heures après son retour du spectacle! que c'est triste!
C'était une si bonne personne! Mais quelle prépara-
tion au départ suprême ! « Profitons de la leçon, ma

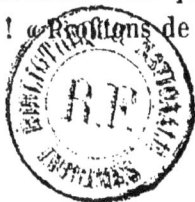

9

fille, m'a dit ma bonne mère, mais ne jugeons pas. Ne lisions-nous pas encore ces jours-ci, qu'à la lueur d'un dernier éclair, Dieu se révèle souvent à des âmes dont le plus grand malheur avait été de l'ignorer, et le dernier soupir miséricordieusement compris de Celui qui juge les cœurs peut être un gémissement qui appelle le pardon. » J'ouvris de nouveau le cher livre où nous avions trouvé cela ensemble, et j'y lus : « Qui connaît l'étendue de ma miséricorde? sait-on quelle est la profondeur de la mer, et ce qu'elle renferme d'eau? Beaucoup sera pardonné à certaines âmes qui ont beaucoup ignoré. »

Que cela m'a fait de bien ! Je pourrai prier avec confiance pour cette pauvre Mme X..., dont l'âme si bienveillante a souvent rappelé la mienne à de bonnes dispositions, malgré son entraînement vers le monde.

Ce matin Mme A... a donné un bien vilain petit coup de patte au culte des images.

Là encore ma bonne mère a répondu : « Puisque nous laissons avec bonheur et consolation tomber nos regards sur le portrait d'une amie, il serait bien plus étrange que notre âme n'eût pas la satisfaction de se représenter un peu les amis d'en haut par les moyens qui sont à sa portée. »

C'était un raisonnement du cœur, et quoique ceux-là semblent d'ordinaire les préférés de Mme A..., elle ne parut pas s'en contenter. Je ne crois pas qu'elle comprenne ce culte, et je vois que c'est toujours

l'ignorance ou le manque d'intelligence des questions catholiques qui causent le doute, quand ce n'est pas le parti pris d'y être opposé. Ma logique va jusqu'à me démontrer clairement cette vérité. — J'allai chercher dans mon paroissien un de ces souvenirs en image, au bas duquel étaient écrits ces mots trouvés dans les catacombes, au-dessous d'une figure du Sauveur : « C'est Dieu qu'enseigne l'image, mais l'image n'est pas Dieu : considère-la, et adore par la pensée celui que tu reconnais en elle. » Je les montrai à Mme A... Elle les lut tout légèrement. Réfléchit-elle assez pour être inquiète de la vérité? Je ne sais. Pourtant elle la combat. C'est peut-être le sort de ceux qui ne l'acceptent pas avec simplicité.

Dans le monde on accuse les saints de n'avoir pas de poésie. Ne serait-ce pas de son côté que manque ce charme de l'intelligence? J'ai trouvé ce passage dans sainte Thérèse.

Elle avait comparé l'âme à un jardin.

« J'aime cette comparaison, avait-elle dit. Elle a pour moi le charme d'un doux souvenir. A l'époque fortunée où, comme je l'espère de la bonté de Dieu, je commençai à le servir, je goûtais un indicible plaisir à me représenter mon âme comme un jardin et à suivre de l'œil le divin Maître qui s'y promenait. Je le suppliais d'augmenter le parfum de ces petites fleurs, de ces vertus en germe, qui avaient, ce semble, envie d'éclore. Je le conjurais ensuite de les cultiver pour

lui et non pour moi, et de couper celles qu'il voudrait. Puis revient le temps de sarcler. C'est l'humilité qui nous fait cet ouvrage en nous découvrant l'inutilité de tous nos efforts dès que Dieu nous retire l'eau de sa grâce. »

17 février.

Ma bonne mère est obligée de faire un voyage. Notre grande tante désire la voir, et à son âge les désirs sont des ordres pour qui respecte et aime la vieillesse, dit cette sage et excellente mère. Ma tante n'a qu'un fils, que sa position retient à une immense distance de ce foyer de veuve et d'infirme, bien isolé depuis longtemps déjà.

Mais moi, que vais-je devenir seule, maîtresse de maison, moi, qui n'ai point encore fait un mouvement sans guide, un pas sans mentor? Que vais-je devenir, livrée à ma propre sagesse?

. . . .

19 février.

Elle est partie, ma bien-aimée mère. Quel vide laisse une personne vertueuse et aimable ! « Je pense laisser ici un autre moi-même, me disait-elle en partant. Surtout, mon enfant, applique-toi aux petits dévouements, à la bonne humeur.... Tu comprends, me répétait-elle tout en courant à l'heure du départ, « le dévouement est le soutien d'une maison, et la bonne humeur le soleil du ménage. »

Que les départs sont tristes ! Bonne maman prétendait que les plus petits événements de la vie ont
une harmonie avec les desseins de la Providence, et
qu'ils ont chacun leur ressemblance avec de plus
grands pour nous aider à les comprendre et à les
accepter. Les départs dans le temps ont des airs de
ce départ qui fait si mal parce qu'il est sans retour.
Oh ! quel bonheur de voir revenir cette chère maman !

20 février.

Mon Dieu, bénissez mon père ! C'est la prière de
toutes mes heures. Mais que vos secrets sont mystérieux ! Cette œuvre de salut, la préparez-vous chaque
jour, ou sera-t-elle un coup de votre grâce ? Si mon
père savait quelle joie il cause à sa fille quand il laisse
tomber quelques-unes de ces paroles qui me prou-
vent la foi de son cœur, s'il savait combien cela me
ravit ! Parfois il me semble qu'il va s'écrier : Je suis
chrétien !

Mais combien m'attriste la réalité dans certaine
omission ! Mon Dieu, pourtant vous n'avez qu'à vouloir. La vie est si courte, si vide sans vous ! Tant de
fois déjà j'ai renouvelé ma prière ; ne l'écoutez-vous
donc pas ? Mais aussi qu'ai-je fait pour être exaucée
et vouloir l'être à mon heure, au lieu d'attendre celle
de Dieu ? Ne l'ai-je pas offensé tous les jours ? N'ai-je
pas scandalisé mon père par une conduite souvent
opposée à l'idée qu'il se fait de la perfection chré-

tienne? N'est-ce pas moi qui suis cause de ce retard
de la grâce? Et d'ailleurs qui saurait en apprécier
la valeur et en trouver le prix trop élevé?

26 février.

C'est une douce attention de la Providence de nous
rappeler, quand nous sommes un peu découragés, le
souvenir du bien accompli dans le passé. Aujourd'hui
j'ai revu une compagne qu'autrefois j'avais en quelque
sorte protégée contre les railleries de malignes pen-
sionnaires : G. P..., Alsacienne toute rustique, ne
sachant pas un mot de français, ce qui ajoutait à sa
sauvagerie extérieure, et dont les manières sans
aucune façon lui donnaient plutôt l'air d'un garçon
que d'une fille. Elle ajoutait à cet ordinaire l'extraordinaire d'une colère vraiment comique à la première atteinte de raillerie; alors elle se levait
furieuse, rouge, avec des éclairs dans les yeux;
et comme elle n'arrivait pas à s'exprimer, toute
cette colère ne servait qu'à augmenter l'hilarité.
Quant à elle, il fallait finir par pleurer, les expressions
de la fureur ne suffisant plus. Voyant que je la dé-
fendais, elle s'était attachée sincèrement à moi; le
premier qualificatif français qu'elle avait retenu était
chérie, et souvent dans le jour elle me l'appliquait de
tout son cœur. Ses attentions pour moi étaient touchantes. Nous nous étions quittées dans les termes les
plus affectueux, et nous nous sommes gardé l'affection

que produit d'un côté le dévouement de la protection, de l'autre celui de la reconnaissance. J'ai retrouvé cette affection dans toute la vivacité, l'énergie du passé. Elle a toujours de la fierté, mais avec moins de rudesse; sa simplicité et son innocence m'ont de nouveau frappée. Cependant elle aime la toilette, les couleurs saisissantes, et par-dessus tout le plaisir, par enfantillage et sans calcul de vanité. Je l'ai trouvée fort embellie, et lui en ai témoigné une sorte de satisfaction par l'approbation du regard. C'est toujours une beauté des champs; mais je m'en sentais fière, comme si elle eût été un peu à moi, comme si je lui avais enseigné à embellir, et comme si un semblable succès était digne de m'épanouir. Cependant j'avais gardé mes droits de prêcheuse, et je lui ai fait encore plusieurs petits sermons pour qu'elle me retrouvât bien la même. G. P... m'a dit en me quittant : « Nous ne nous reverrons peut-être plus. — C'est vrai, ai-je répondu; il faut m'écrire. » Elle me l'a promis, mais je crains bien que l'incertitude de son français ne soit un obstacle à notre correspondance. Pourtant nous sommes convenues que la langue du cœur n'a ni syntaxe ni orthographe. Il m'est doux de penser que je lui fais du bien, quoiqu'elle vaille mieux que moi. Cette conviction m'humilie ; mais on m'a dit tant de fois que nous ne devons pas craindre de rendre de vertueux services à des âmes supérieures à la nôtre, que je commence à accepter

la singulière tâche qui est parfois imposée à une
supériorité de moins de valeur : celle que donne une
position différente et un peu plus d'instruction. Le
bon Dieu se sert de tout et de tous.

2 mars.

C'est l'heure des bonnes visites. Ma chère cousine
D... arrive demain avec ses enfants. Quelle joie pour
mon cœur ! Cette cousine est pour moi si bienveillante, si affectueuse ! Il faut peut-être bien m'avouer
que le cœur n'en jouit pas tout seul : l'amour-propre
y trouve aussi sa satisfaction. Ma cousine a tant
de confiance en moi, elle a de si aimables paroles
pour admirer le bien qu'elle croit y voir! Et cela
caresse si doucement ma pauvre âme! Mon Dieu,
ne permettez pas que je perde de vue toutes les réelles
misères cachées sous les illusoires vertus qu'admirent
en moi ceux qui ne me connaissent guère! Où est mon
zèle à votre service? où est ma ferveur dans la piété?
où sont la douceur, la patience, l'humilité, la
charité, le dévouement, toutes les vertus, seule
valeur et véritable gloire de vos enfants? Je ne les
vois point en moi. Qu'y reste-t-il alors qui soit digne
d'éloge? Une légère bonne volonté que la moindre
épreuve dissipe, qui toujours vacille, près de s'é-
teindre et de mourir, si votre grâce n'arrive à
propos pour la raviver et la soutenir! Et je me laisse
prendre à la louange! et sans vos lumières, ô mon
Dieu, volontiers je m'édifierais de moi-même! et

bientôt peut-être je dirais : Merci, mon Dieu, de ce que je ne suis pas comme le reste des jeunes filles, qui sont frivoles, vaines et légères....

5 mars.

Serait-il dans vos desseins, Seigneur, d'envoyer l'angoisse après la satisfaction de l'amour-propre? Dans quelles ténèbres mon âme vient d'être plongée! Quelle épreuve que celle où l'on semble devenir incapable d'aimer ni Dieu ni les hommes, où la création entière vous paraît indifférente, où la meilleure amie vous trouve froide et vous laisse le cœur malade et fermé! Alors on n'a de désir ni pour la terre ni pour le ciel : aucune espérance, rien que l'abîme de l'ennui, de la désolation. Ce serait l'heure de répéter après le divin Maître : « Mon Père, mon Père, pourquoi m'avez-vous abandonnée? » Et sans doute Dieu aurait à me faire d'adorables réponses qui renfermeraient des leçons bien méritées; mais je n'ai pas même, en ce terrible moment, le courage de la plus courte invocation; bien moins serais-je capable d'entendre la voix qui m'exhorterait au-dedans. C'est l'humiliation dans tout ce qu'il y a de plus triste, de plus propre à me désenchanter de moi-même.

Que votre volonté se fasse, ô mon Dieu! Je veux être pieuse et fidèle malgré tous ces dégoûts; je les accepte pour que vous me préserviez de ceux du monde que l'on dit si douloureux! Donnez-moi la force de les surmonter. Dirigez et modérez les flots

de cette amertume, afin qu'ils ne submergent pas
ma pauvre âme.

La vertu m'apparut un jour belle et souriante; il me
semblait voir à sa suite du bonheur sans mélange.
Et puis chaque jour cette voie du salut se fait plus
étroite et plus rude; parfois toute meurtrie des ronces
qui la bordent, j'y tombe accablée; le ciel est sombre,
orageux; le but est loin, il me semble... Mais c'est
pour cela qu'il faut se relever avec courage.

Je prête l'oreille de mon âme, j'entends votre adorable Verbe qui me dit : « Celui qui me suit, ne
marche pas dans les ténèbres. Que celui qui veut
être mon disciple se renonce, qu'il prenne sa croix
et qu'il me suive. » Aurais-je la lâcheté, Seigneur, de
désirer les joies humaines à la suite d'un Maître crucifié ? de vouloir dès ici-bas la félicité promise comme
récompense à ceux qui combattent jusqu'à l'heure de
l'éternité ?

Je dois donner à mon père et à ma mère autant de
bonheur que possible. Ce devoir m'est cher pour Dieu
dont je soutiens la cause en pratiquant la vertu d'une
manière aimable; il m'est cher pour moi-même, et
pourtant je le remplis bien imparfaitement. Que de
raisons d'être bonne, dévouée et agréable dans la
famille ! Si Dieu m'appelait au cloître, j'aurais fait
ici la meilleure partie de mon noviciat; si je devais
subir le sort commun et quitter ma famille pour
entrer dans une autre, là on attendrait encore de

moi du bonheur. Si je dois rester avec mes chers
parents, c'est que je suis destinée à l'adoucissement
de leur vieillesse : il faut commencer tout de suite
à leur donner cette part de félicité que la Providence
m'invite à leur faire, cette part de dévouement
aimable qui parlera de Dieu à mon père en lui montrant les vertus que fait naître la foi.

8 mars.

Soyez encore une fois béni, sacrement ineffable
où l'âme agitée et malheureuse retrouve sa paix et sa
félicité. Au fur et à mesure que se posait sur ma
blessure la main de votre ministre, je sentais renaître
le calme et l'espérance. « Que votre vertu s'exerce
surtout à la réforme de votre cœur! Un acte de piété
qui se passe entre Dieu et vous, dans le mystère de
l'âme, a plus de valeur que les plus belles œuvres
de zèle qui vous mettent en évidence et vous exposent
aux satisfactions de l'amour-propre. — Il y a beaucoup
à faire au dedans de chacun de nous ; il y a beaucoup
à détruire et à créer dans ce petit univers que renferme une âme, et c'est à sa propre réforme et à l'é-
dification de ses vertus qu'il faut surtout s'appliquer. —
A vrai dire, ma fille, nos infirmités spirituelles,
en un sens, sont notre trésor, parce que ce sont
elles qui sollicitent de la manière la plus pressante
l'effusion des divines miséricordes sur nous. Elles nous
amènent à nous reconnaître *les mendiants* de notre
Dieu, et mettent sur nos lèvres la prière qui fait

fléchir son cœur : « Seigneur, ayez pitié de mon indigence. » — Puis viennent les paroles du pardon :
« Allez en paix, ma fille, vos péchés vous sont remis.»
Oh ! ce n'est pas le monde qui a des paroles ni des
assurances comme celles-là pour ses disciples! Puis
Dieu lui-même est venu jusqu'à moi; j'ai entendu les
avis qu'il m'a donnés, les vérités qu'il m'a fait
apprécier.

A la campagne.

15 mars.

Mon bon père m'a fait bien plaisir en m'emme-
nant à sa ferme. Je m'y retrouve toujours avec
joie. L'âme s'ouvre à Dieu facilement au milieu de
ce grand calme de la nature; le sentiment de la
reconnaissance filiale devient facile en présence des
bienfaits du Père des cieux; et la reconnaissance
personnelle vient bien au cœur, à la vue des travaux
si simple et si courageux de l'homme des champs,
de ces hommes qui passent leur vie tout entière dans
le travail et la pauvreté pour nous donner le superflu !
Que de leçons renfermées dans cette comparaison de
celui dont la vie est une mortification et un labeur
continuels, et de moi qui n'ai qu'à jouir ! Comme on
sent la tendresse de Dieu adorablement justifiée en
faveur du pauvre de bonne volonté! Deux braves fer-
miers de mon père nous ont conté leurs peines.
L'un d'eux a son fils à la ville. On l'a entraîné à le

laisser aller aux grandes écoles. Il est, dit-on, doué
de moyens extraordinaires. Mais le brave homme trouve
qu'il faut bien du temps pour faire un savant ou un
artiste. « Peste soit des arts comme ils disent, excla-
mait-il en s'animant très-fort, s'il faut se torturer
l'âme pour y faire son chemin! Parlez-moi de la
charrue, un instrument dont on joue partout sans
sortir de son finage. » Mon père riait de tout cœur
de cette colère si originalement exprimée; puis il
le consolait en approuvant son fils. Il applaudit toujours à l'ambition fondée sur les dons naturels, et
il se réjouit des succès et de la gloire de celui qui a
travaillé. Moi, j'étais de l'avis du père rustique.

L'autre fermier nous parla des chagrins causés
dans sa famille par la misère et la maladie. Ce brave
homme couronné de cheveux blancs semblait trouver
de la consolation à nous dire ses peines. J'étais heureuse de l'entendre, de l'écouter, de l'aimer, de l'admirer. L'expérience, le bon sens et la vertu donnent
tant d'esprit et tant de droits à l'estime et à l'affection.
Il ajouta : « Soixante-quatre ans, et encore et toujours travailler ! mais à la volonté du Seigneur ! »

Et moi je disais : « Acceptez, mon Dieu, ces labeurs
et cette pauvreté pour le bien de cette âme, et pour
celui de la mienne qui a si peu à vous offrir. Combien la vue de ceux qui ont, comme Jésus-Christ,
l'honneur d'être pauvres de bonne volonté me dilate le
cœur ! Que j'aurais pressé avec affection la main de ce

10

digne vieillard! mais la faveur eût été pour moi, je n'osai la réclamer.

Combien je voudrais utiliser ma vie, la dévouer à ceux qui souffrent. Je voudrais... mon Dieu, est-ce vrai? je voudrais être pauvre; je voudrais aimer ceux qui sont isolés et sans affection; je voudrais travailler pour gagner le pain de celui qui n'en a pas : soigner, consoler me serait bien doux.

O ma tête et mon cœur, pourquoi donc courir ainsi?

Quelques heures plus tard.

Pourquoi, mon âme, pourquoi vous élancer dans les sphères d'un monde spirituel dont vous êtes si loin? Demander à Dieu souffrance et pauvreté, quand vous supportez si peu et si mal les moindres ennuis de la vie? O vanité, vanité du désir! Si vous m'avez fait une part si facile et si douce, n'est-ce pas, Seigneur, parce que ma faiblesse ne m'aurait pas permis d'en supporter dignement une plus rude et plus laborieuse?... Faut-il donc rejeter ces vœux de perfection? ne sont-ils en moi que des témérités de l'orgueil? faut-il les entretenir dans mon âme ou les repousser violemment? Dois-je élever ma pensée jusqu'aux sublimes et charmantes régions de la vertu parfaite, ou en retenir l'indiscret élan, et la maintenir au pied de la croix dans les petits devoirs et les petites ambitions de la vie commune?

Répondez-moi, Seigneur, en m'entraînant vers
vous comme vous l'entendrez ; mais ne me rebutez
pas. Quand je sonde mon cœur, je ne sais pas découvrir si ces sentiments sont bons ou mauvais. Un
jour je les combats, le lendemain je les renouvelle,
et ils m'épanouissent ; puis la lâcheté de mes œuvres
me déconcerte : alors suit la tristesse, et bientôt la
désolation.

Où êtes-vous, chères années de douce dépen-
dance où le devoir tracé rendait la vertu si facile ?
Précieux travail de l'étude qui favorise si bien le
calme du cœur, doux projets de vertu pour l'avenir,
comme vous êtes déjà loin ! et que les jours qui vous
suivent sont déjà laborieux !

Quelques passages d'une lettre de ma mère.

« Souvent la jeunesse, indifférente à toutes les
afflictions des vieillards, ou trop peu attentive à y
compatir, ne dissimule point l'ennui que lui font
éprouver leurs exigences ou leurs redites, sans
songer qu'une attention plus complaisante serait de
sa part un sacrifice d'autant plus généreux qu'il aurait plus coûté, et d'autant plus utile qu'il aurait
procuré plus de consolations à ceux qu'un monde
égoïste délaisse dès qu'il cesse d'en attendre de
l'agrément ou du plaisir. Faire sourire un vieillard,
c'est une bonne action, chère amie. D'ailleurs on
n'est pas toujours brillante de jeunesse et de joie.

Viendra pour toutes celles qui séjourneront sur la terre, le moment où les infirmités, les chagrins et les irrémédiables mélancolies de l'âge remplaceront les charmes et tous les avantages dont on jouit à quinze ans.

» Et les jeunes personnes aussi seront bien aises un jour, de trouver un bras qui soutienne leur marche et une oreille facile qui écoute les longs épisodes de leur vie. Que par leur complaisance, leur respect, leur amabilité, leur patience, elles se ménagent devant Dieu les droits que donne la charité pour le malheur de la vieillesse ! Patience, ma fille, ne refuse pas ton attention à ce conteur; prouve-lui un intérêt que ses récits ne commandent pas toujours, mais dont tu lui feras l'aumône agréablement parce qu'il est vieux et infirme. Le tombeau, vois-tu, est toujours là sous ses pas, il faut l'aider à s'en distraire et lui faire sa part de consolation, pour le secourir et te faciliter les moyens de lui parler de l'éternité.

« Chez les personnes âgées, comme chez les jeunes gens, il y a les âmes d'élite, et puis celles qui exercent la vertu d'autrui : il y a des vieillards qui nous font admirer en eux l'harmonie de toutes les affections généreuses, de saintes émotions et de nobles souvenirs ; et puis il y a les vieillards insignifiants, ennuyeux, égoïstes et sans attrait pour le cœur. C'est pour toi beaucoup d'honneur de te trouver avec

les premiers; les seconds te feront pratiquer vertueusement tes devoirs envers la vieillesse.

. . . .

« Le courage, la vaillance des femmes, c'est la force contre leur cœur; c'est le combat chrétien dans la lutte des sentiments exagérés où voudrait le plonger la pauvre nature.

» Si tu ne te trouves pas assez bonne pour faire de bonnes œuvres, fais de bonnes œuvres pour devenir bonne. »

Une page copiée d'un petit livre de morale.

« Tu entendras dire autour de toi par quelques évaporées : Les innocents plaisirs de la famille, c'est bon pour les personnes d'un âge mûr; laissez-nous ceux de notre âge. — Hélas! imprudentes!...

» A qui la sacrifiez-vous votre vie qui pourrait être si belle, votre jeunesse qui devrait être si pure? et que vous restera-t-il de tous ces dons heureux que vous croyez éternels? Rien que des regrets, des remords peut-être. Et quand, brisées, tristes, désanchantées, vous voudrez revenir à cette famille que vous aurez négligée alors qu'elle vous tendait les bras, qu'y trouverez-vous?... des tombeaux et l'indifférence des survivants : votre père, votre mère seront morts; vos frères, vos sœurs éloignés; votre foyer glacé, votre maison déserte, l'isolement tout autour de vous, et jusque dans votre âme où l'on ne

trouve plus le vrai Dieu quand le monde l'en a chassé.

» Les charmes extérieurs sont les seuls mérites aux yeux du monde; la beauté du dedans a seule des charmes aux yeux de Dieu.

» Les joies excessives détruisent les modestes vertus. Tout ce qui s'appelle plaisir vif est danger, et la conséquence la moins funeste de ce poison est de troubler le repos de la vie, de gâter le goût, de rendre insipides les plaisirs simples, tous ceux que la foi permet et que le Ciel peut bénir, parce qu'ils n'ôtent rien à la sainteté des âmes. »

19 mars.

Mme A... voudrait bien devenir mon mentor en l'absence de maman; mais elle lui ressemble trop peu pour que cela puisse se faire. Elle m'a surprise ce matin occupée à faire un petit bouquet de fleurs cultivées au soleil de ma fenêtre pour l'offrir à la sainte Vierge. Cela lui a semblé puéril; elle fait toujours la guerre aux petites dévotions.

La sainte Vierge n'est-elle pas notre mère, et les humbles attentions de ces petits enfants pourraient-elles lui être indifférentes?

On nous a dit aujourd'hui, à une instruction pastorale, que rien ne nous est moins connu que notre âme, à cette époque où tout le monde vit en dehors de soi. « C'est pour nous un pays étranger. Nous pensons à tout le dehors de l'existence, à la richesse, au luxe, très-rarement à notre salut, jamais

à Dieu : aussi n'aimons-nous à entendre parler que
des choses qui nous plaisent, et avons-nous bien
peur qu'on nous parle de celles que nous oublions. »

Dieu ne veut pas que nous restions ce que nous
sommes, m'a dit aussi notre bon curé ; il ne veut pas
que nous restions ce que nous sommes, puisqu'il faut
marcher à la perfection ; mais il permet que nous
soyons ce que nous sommes dans notre imperfection
du moment, pour nous maintenir dans l'humiliation
de nous-mêmes. Les bonnes choses que disent les
bonnes âmes selon Dieu !

Ce que j'ai écrit à ma respectable amie.

1ᵉʳ avril.

Encore Mᵐᵉ A... Elle m'entoure de petits soins
humains vraiment bien séduisants. La voilà qui vient
m'annoncer, ou plutôt à mon père, que dans quinze
jours arrive une actrice célèbre, mais célèbre à faire
battre tous les cœurs amis des beaux-arts, rien qu'à
l'espérance de la voir et de l'entendre. Mon bon père
voudrait bien un peu m'y conduire. Je n'ose informer
ma mère de cette tentation présentée à mon cœur ;
ce serait la troubler au milieu des soins qu'elle doit
donner à ma tante. Vous allez la remplacer, n'est-ce
pas, digne amie, en me disant bien vite ce que vous
pensez de ceci. Mᵐᵉ A... prétend que ce n'est pas aller
au spectacle, que c'est une séance artistique : « que
cela se nomme *Polyeucte*, *Bérénice*, *Cinna* ou *Atha-*

lie ; que la religion doit être amie des arts ; qu'elle n'est pas comprise, dès que sa pratique empêche les jouissances intellectuelles, etc., etc. Elle a ajouté à ce sujet des choses qui me faisaient paraître à mes yeux d'une ignorance et d'une simplicité extrêmes. J'avais bien des arguments pleins ma conscience, mais pas un sur mes lèvres. Bonne amie, c'est à vous à les y mettre le plus tôt possible, car il faut répondre bien vite à cette enchanteresse.

Je vous ai promis, et surtout au guide de ma conscience, de ne jamais faire une démarche équivoque pour mon âme sans vous en avertir. Allant d'abord à ce mentor de mon âme, j'apprends qu'il est parti, sans s'y attendre, pour une affaire de famille. A vous alors de répondre, amie. J'ai un peu prié, mais il me semble bien que c'était dans le trouble d'un désir qui n'était pas de Dieu.

Réponse.

Chère amie,

Vous êtes pressée, et moi aussi, alors je ne fais que répondre à la hâte à votre demande. Depuis long-temps vous savez ce que je pense du plaisir dont vous me parlez. Aussi n'est-ce point mon jugement que je vais vous donner ; il vous serait peut-être encore facile de l'accuser d'être un peu de la même famille que tant d'autres dont Mme A... est peu satis-

faite. Prenons donc l'avis d'un homme que nos
leçons de littérature ne vous ont pas signalé comme
rigoriste, que nous avons souvent plaint de n'avoir
pas toujours mis sa foi au niveau de son génie,
et dont la poésie doit suffire à votre mentor im-
provisé.

M. O... racontait, il y a quelques années, à notre
curé, qu'un jeune étudiant (depuis écrivain que tous
les grands cœurs ont regretté), faisant un jour timi-
dement sa visite à l'auteur du *Génie du Christianisme*, il eut à répondre à diverses questions toutes
paternelles. A celle-ci qui lui fut faite d'un accent
plein d'intérêt : « Vous proposez -vous d'aller au
spectacle ? » notre étudiant, dont la vertu était encore
timide, n'osait dire si vite la promesse qu'il avait faite
à sa mère de ne pas mettre le pied au théâtre. Il crai-
gnait un peu, comme on l'a dit, de paraître trop petit
devant cette puissance intellectuelle. Et comme il
laissait la lutte se faire avant de répondre, le regard de son interlocuteur restait toujours attaché sur
lui, et l'on y pouvait deviner le prix qu'il mettait
à la réponse attendue. Enfin, quand le courage eut
délié la langue du jeune homme, le grand écrivain se
penchant vers lui pour l'embrasser, lui dit affectueu-
sement : « Je vous conjure de suivre le conseil de
votre mère; vous ne gagneriez rien au théâtre, vous
pourriez y perdre beaucoup. »

La voix de votre mère retentirait mieux à l'oreille

de votre cœur, chère fille, mais elle ne ferait pas
entendre autre chose, croyez-le bien.

Quant aux petits bouquets dont Mme A... ne veut
pas pour la sainte Vierge, faites-les toujours fleurir
à ses pieds, sans vous troubler de ce *qu'on en dira*.
Nos actions, en général, ne sont que plus ou moins
petites. La circonstance d'un devoir accompli, la
pureté ou la générosité d'intention en détruisent seules
la puérilité. J'ai vu, je ne sais où, que la Providence
met des poëtes dans les sociétés qui tombent, comme
elle met des oiseaux dans les ruines pour les consoler; nous pouvons bien penser que pour l'homme
tombé et si souvent attristé, elle a bien voulu mettre
dans notre culte toutes ces douces pratiques pour
nous aider à glorifier le ciel et à tromper l'exil de
la terre. Certes ce n'est pas du côté de la philosophie
que se trouve la consolation ni le charme du beau.
C'est l'aride désert sans aucun enchantement. Vous
remarquerez, petite amie, que les prôneurs de ces
grandes manières avec Dieu prêchent beaucoup le
culte de la gracieuseté et des formes aimables dans
les affections humaines. Il n'y a que Dieu et ses saints
qu'il faudrait toujours regarder d'un œil impassible
et servir avec la réserve d'une dignité toute sèche.

A vous de voir, ma fille, si dans le calme et le recueillement de l'oraison vous ne trouverez pas de
bien meilleurs motifs que les miens contre ces questions proposées par une tentation naissante.

7 avril.

Oh ! oui, j'ai senti ma faiblesse aux pieds de Dieu, et même devant ce bouquet flétri et non renouvelé sur mon petit autel. Je m'étais tenue comme à distance de tous ces chers objets; mon esprit rêvait à un plaisir inconnu, mon âme en était troublée et flottante. On aurait dit qu'elle redoutait une pieuse influence. Ce n'était même plus l'aversion du monde qui la dominait, et le partage du cœur se serait fait bien vite aux dépens de mes chers principes.

Vous m'avez humiliée, respectable amie, en me rappelant au devoir par une autorité de la terre. Que doit me faire à moi, petite créature dont si souvent déjà vous avez visité la demeure spirituelle, à qui tant de fois vous avez parlé, que doit me faire l'opinion d'un grand homme? Pardonnez-moi, Seigneur, c'est pour vous que je renonce à ce plaisir dont je voulais réellement au dedans de moi.

12 avril.

Grâces à Dieu, j'ai eu le courage de dire à mon père que je désirais de tout mon cœur ne pas aller au spectacle, et à Mme A... que je n'en voulais pas, par scrupule très-impérieux de ma conscience. Il y a eu ici un petit moment de persécution ; mais *pour la justice*, ne faut-il pas presque toujours souffrir plus ou moins? et puisqu'il arrive de tant souffrir pour

mal faire, comment se fait-il qu'on s'y décide avec tant de peine pour pratiquer la vertu? C'est le secret de la lâcheté humaine, dit notre pasteur.

Mon frère travaille bien, paraît-il. On reçoit de bonnes nouvelles de ses études. Si la sainte Vierge voulait bien toucher cette âme de sa main maternelle, oh! comme je ferais fleurir son autel, même en hiver, et malgré toutes les insinuations opposées!

Bonne sainte Vierge, vous savez que ce pauvre frère a gardé votre image sur son cœur; il vous aime toujours. Et puis voyez comme on lui a donné de dangereux enseignements, et comme avec le ton de la conviction on a travaillé à l'amener au doute, puis à l'incrédulité! Et ce sont ses maîtres!... O Marie, ayez pitié de ceux-ci, et redonnez votre bénédiction à cette âme qu'ils ont égarée!

Ma bonne mère s'est employée, avec la sagesse qui lui est ordinaire, à faire admettre ce pauvre frère à un foyer d'honneur, où l'on ose parler de Dieu et où l'on fait bonne justice de certaines doctrines. Il paraît apprécier le maître de la maison, et dans sa dernière lettre, beaucoup plus intéressante que les autres, il nous répète ce que M. D... a dit à deux ou trois jeunes gens qui étaient avec lui : « On vous a fait faire une philosophie ne pouvant produire que la fièvre du doute qui est presque la mort. »

Mon père a lu cela sans une grande attention, mais cependant il l'a relu. Jusques maintenant la pensée

de l'avenir et l'espoir du succès pour mon frère ont effacé toute autre idée. La sollicitude est là, et pas ailleurs, il me semble. C'est ma bonne mère qui se charge de veiller à l'horizon spirituel. Que le bon Dieu veuille bien y mettre bientôt quelque rayon d'espérance !

Passage de ma lecture de ce matin.

« Il n'est personne à qui chaque jour il n'arrive cent petites choses contraires à ses désirs et à ses inclinations, soit que notre imprudence ou notre peu d'esprit nous les attire, soit qu'elles nous viennent de l'inconsidération ou de la malignité d'autrui, soit enfin qu'elles naissent d'un pur effet du hasard et du concours imprévu de certaines causes nécessaires. Toute notre vie est semée de ces sortes d'épines qui se trouvent sans cesse sous nos pas, qui produisent dans notre cœur mille fruits amers, mille mouvements involontaires de haine, d'envie, de crainte, d'impatience, mille petits chagrins passagers, mille inquiétudes légères, mille troubles qui, du moins pour un moment, altèrent la paix de l'âme. Il échappe, par exemple, une parole qu'on ne voudrait pas avoir dite; on nous en dit une autre qui nous offense; un domestique vous sert mal ou vous manque de respect, un enfant vous incommode, un fâcheux vous arrête, un importun vous ennuie ; il fait un temps qui vous déplaît ; votre ouvrage ne va pas comme vous le

souhaiteriez; un petit meuble se casse, un vêtement se tache ou se déchire : je sais qu'il n'y a pas là de quoi exercer une vertu bien héroïque; mais je dis que ce serait assez pour l'acquérir infailliblement si nous le voulions; je dis que quiconque serait sur ses gardes pour offrir à Dieu toutes ces contrariétés, et pour les accepter comme étant ordonnées par la Providence qui prend soin d'un seul de nos cheveux, outre que cette âme acquerrait par cette pratique un grand nombre de mérites, outre qu'elle se disposerait insensiblement à une union très-intime avec Dieu, elle serait encore en peu de temps capable de soutenir les plus tristes et les plus funestes accidents de la vie.   (Voie de la paix intérieure.)

En quelques termes que nous soit donnée la morale chrétienne, elle offre toujours à l'âme une réelle satisfaction et sait entrer dans des détails ineffablement ingénieux.

Un conseil de mon amie relativement à une montre que m'a donnée mon père.

Je vous engage à ne pas perdre de vue la leçon que donne une montre. Elle nous avertit du passage du temps et nous enseigne l'exactitude. Prenez garde d'oublier ce que vous avez à faire pour Dieu, votre famille et le prochain nécessiteux, à l'heure que vous regardez passer. Saisissez-la toujours avidement

pour la charger de bonnes œuvres, c'est-à-dire
d'œuvres utiles et pieuses. Soyez ponctuelle avec le
ciel comme avec la terre; ne retardez pas ce que vous
avez à faire dans le service de Dieu, à moins que celui
du prochain ne réclame plus haut. Le Père céleste
aime tant les hommes, que les servir c'est toujours
régner dans son cœur; mais serait-il filial d'ajourner
les œuvres qui le glorifient, et de l'honorer avec la
tiédeur qui retarde, parce qu'il nous aime d'une
charité dont la miséricorde égale l'ardeur? Vous ex-
périmenterez tous les jours, que celui qui emploie
le plus laborieusement son temps est encore celui qui
en a le plus à donner aux bonnes œuvres et à ses amis.
Votre montre vous prouvera la vérité de cette observation.

MON JOURNAL

3 avril.

J'ai lu aujourd'hui dans mes auteurs les plus sérieux. Il faut modestement, selon la recommandation
de ma bonne amie, chercher à me mettre à une certaine hauteur d'intelligence pour être à celle de mon
entourage, et ne point me laisser dominer par l'empire de la bagatelle, si je veux devenir capable de faire
un peu de bien à ceux que j'aime. Alors je fais aussi
ma philosophie, mais à l'inverse de ces messieurs.
Il m'arrive souvent d'être obligée de recommencer la
lecture de certains passages dans les sermons de ce

grand Bossuet; mais je suis bien heureuse quand je
pense avoir compris. Ces pensées si élevées et d'une
foi si profonde transportent mon âme en une autre
sphère, et certaines vanités d'ici-bas, certains coups
d'œil devant ma glace me semblent des sottises bien
humiliantes.

J'avais cru longtemps ne pouvoir et ne devoir admirer que les Oraisons funèbres. Mais le R. P. H...
m'a donné, sans s'en douter, une belle et bonne leçon
de littérature en parlant devant moi de ces œuvres
inspirées d'en haut, sans aucun mélange de préoccupations humaines. Que Dieu est admirable dans
les hommes de génie! Comme l'intelligence à ce degré sait monter jusqu'aux pieds de l'Eternel, puis
descendre au milieu des pauvres humains les plus
petits pour les aider à monter avec elle par la
pureté de leurs œuvres.

Au sujet de la visite de Marie à Elisabeth, après de
sublimes *Elévations* sur le mystère du Verbe incarné,
j'ai trouvé ces simples avis, dont la pratique nous
repose sur la terre, mais dont l'intention nous re-
place au ciel. « Dans toutes les visites que nous rendons, imitons Marie, rendons-les en charité; alors
sous une simple civilité il se cachera de grands
mystères; la grâce s'augmentera ou se déclarera par
l'humilité, par l'exercice d'une amitié sainte.

» Cultivez, âmes pieuses, les devoirs de la parenté.
Soyez amies, femmes chrétiennes, comme Marie et

Elisabeth ; que votre amitié s'exerce par la piété; que
vos conversations soient pleines de Dieu. Jésus sera au
milieu de vous, et vous sentirez sa présence... O
charité qui revêts la nudité, charité qui panses les
plaies, qui ensevelis les morts, je te trouve bien
belle : mais charité qui sais garder le silence ou
parler pour réhabiliter, charité qui protéges et tends
la main, qui passes sur les vains préjugés pour accueillir et consoler, je te trouve bien belle encore,
car tu es vaillante aussi et bien difficile à mettre
au-dessus de la nature. »

7 avril.

J'ai eu tant d'occupations, qu'il ne m'a pas été
possible d'écrire, excepté pour faire la correspondance avec ma mère, qui la veut bien exacte, afin
de me soutenir dans la tâche qu'elle m'a laissée...
Moi à la tête de la maison ! « Fais bien attention,
ma fille, que le ménage peut donner l'occasion de
vertus élevées, pleines de noblesse et de sentiments
délicats. L'économie, l'ordre et la règle, qui paraissent
des vertus froides et communes, sont cependant des
conditions de la dignité des familles; elles épargnent
et garantissent le travail du père, et facilitent la générosité à l'égard de ceux qui n'ont rien. J'ai vu
cela quelque part quant à l'expression, mais je l'avais
pensé plus simplement avant de l'avoir lu. Tu parles
souvent de poésie, mon enfant, comme c'est un peu
la manie de ton âge ; mais combien, à dix-huit et

11

vingt ans, on s'abuse sur le vrai beau ! Crois-le bien,
chère amie, il ne faut le mettre ni si haut ni si
loin. Il est, comme on te l'a dit souvent, ici et là,
partout où se trouve un devoir à remplir, un innocent plaisir à goûter en famille. Le soin que tu prends
de ton père, de ses vêtements, de sa table ; celui que
tu as de te rendre agréable dans la causerie du soir,
de rappeler adroitement le souvenir de Dieu ; la patience que tu peux mettre à attendre pour les tiens
des grâces que Dieu ne leur fait point encore, et
l'attention à leur donner humblement l'exemple si
tu les a reçues : voilà de la poésie qui en vaut bien
de l'autre. »

Oh ! ma bonne mère, que vous dites d'excellentes
choses ! combien je devrais être sage entre vos mains !

Cette après-dînée j'ai lu différentes compositions
d'un grand poëte dont on m'avait permis la lecture.
C'était bien brillant, mais bien vide. Il me semblait,
après les avoir lues, avoir voyagé dans un nuage tout
vaporeux. Et je me suis fait l'honneur de déplorer avec
un grand homme que l'on soit devenu si sensuel en
littérature. On veut toujours quelque beauté, dit-il,
quelque appât dans les écrits les plus austères. On
confond ainsi ce qui plaît avec ce qui est bon ou beau.

Copie d'une page d'histoire.

N'est-ce pas la bonne manière dans ce genre d'é-
crire, de mettre si bien en saillie les vrais chrétiens,

que les autres moins édifiants ou scandaleux soient
bientôt mis en oubli ? Je me sens vraiment le cœur
tout plein de reconnaissance envers l'auteur qui me
montre ainsi mes héros sous le jour le plus céleste. C'est un des meilleurs enchantements de ma
vie, que celui qui me vient par l'admiration des
belles âmes. — J'avais besoin de faire cette petite
préface.

« Le pontificat de Paul III, si fécond en orages, eut
aussi ses consolations. Le royaume latin de Jérusalem
étendait sa domination dans les plaines de l'Asie. Les
antiques cités aux souvenirs bibliques, de Carrhe en
Mésopotamie, de Tyr, de Sidon, de Tibériade et de
Joppé, tombaient successivement au pouvoir des croisés. Godefroy de Bouillon avait fait admirer et aimer
le nom de chrétien, même parmi les infidèles.
Plusieurs émirs descendus des montagnes de Na-
plouse et de Samarie vinrent un jour le saluer et
lui offrir des présents. Le roi de Jérusalem était
assis sur la terre nue sans appareil ni gardes. Les
musulmans en témoignèrent leur surprise. — Quoi
donc, répondit le héros, la terre d'où nous sommes
sortis, et qui doit être notre demeure après la mort,
ne peut-elle nous servir de siége pendant la vie ? —
Cette réponse si orientale dans sa simplicité sublime
frappa vivement les émirs ; ils ne quittèrent Godefroy
qu'après avoir signé avec lui un traité d'alliance,
et dans Samarie, dit un écrivain arabe, on s'étonna

qu'il y eût tant de sagesse parmi les hommes de l'Occident.　　.　.　.　.　.　.　.　.　.

.　.　.　.　.　.　.　.　.　.　.　D

Vendredi saint. — Ma petite méditation à l'aide d'un livre. Sur l'effet des douceurs de Jésus.

C'est de nous à Jésus, continuellement un entretien de fils à père. Aidé et dirigé par lui nous évitons quelques écueils, nous cherchons à fuir le péché, nous nous sentons un peu de courage. Il supplée au reste par sa tendre bonté. Quand nous l'allons trouver : « Qu'apportes-tu ? dit-il. — Des fautes, ô mon Père ! — Va, mon enfant, remporte ton pardon et ne pèche plus. — Et chaque fois un peu plus de force descend en nous avec ce divin pardon.

Puis viennent les amertumes de la vie, les aversions qu'on rencontre, les injures qu'on reçoit, les maladies qu'il faut endurer, les trahisons qu'il faut subir. On a les pieds meurtris, le cœur percé ; le but ne paraît pas, le chemin est rude, le ciel bien noir. Restons, murmure tout bas le perfide découragement ; à quoi bon aller plus loin ? couchons-nous sur ce gazon, mettons notre tête sur cette pierre, et tâchons de saisir au vol le plaisir qui passera ; que sert-il de tant souffrir ? — Mais Jésus est toujours là, toujours il a pitié du faible, toujours il veut nous aider à porter notre croix. On entend sa voix divine, on lève

les yeux vers lui; déjà l'on est consolé : « Regarde,
dit-il, s'il est dans ton chemin une douleur que tu
puisses comparer à mes douleurs. O mon enfant, ton
murmure fut une de mes peines, et j'ai souffert aussi
pour le doute où je te vois. N'ai-je pas été plus aban-
donné, plus trahi, plus haï que tu ne peux l'être;
car je ne t'abandonne point, je ne te trahirai pas, et
je t'aime toujours. — Je n'ai point compté mes sueurs,
je n'ai pas ménagé ma peine, car j'avais pour enfants
tous les hommes durant tous les siècles ; et pourtant
je savais qu'ils seraient presque tous des ingrats. —
J'ai besoin de tes douleurs, et je veux que tu m'aimes
malgré ces douleurs. Sans me demander quels sont
mes desseins, souffre par obéissance ; afin d'être pardonné, souffre par expiation ; afin que ton exemple
soit utile à tes frères, souffre par charité; afin de
me ressembler, souffre par amour. Va donc, s'il le
faut, de la trahison aux injures, des injures à la flagellation, de la flagellation au couronnement d'épines,
du couronnement d'épines au Calvaire, et du Calvaire à la croix. C'est là que je te ferai triompher.
Je t'aurai suivi partout, aidé partout; j'aurai partout
allégé ton cœur : ici je t'aurai délivré de l'orgueil,
plus loin de la vanité des plaisirs, plus loin des
autres convoitises du monde; un autre jour j'aurai
pris soin d'y doubler la foi et d'y affermir à jamais
l'espérance. Mais là je ne te suivrai plus, je ne t'ai-
derai plus, je ne te mesurerai plus mes dons : je te

prendrai dans mes bras, mon fils, je t'emporterai au
ciel et je t'y garderai toujours. . . . . . .

En adorant votre croix, je vous ai compris, mon
Dieu, mon Père, je veux vous obéir. Ce que le
monde appelle plaisir et joie, n'est que déception et
désespoir. Ce qu'il appelle humiliation, fatigue,
peine, tourment, supplice, c'est votre croix, c'est
notre bonheur, c'est ce que je veux aimer, ô Jésus!

. . . .

22 avril.

Ah! quand reviendra donc ma bonne mère? Cet
aimable M. de Maistre dit qu'il est possible de prendre
patience quand on peut voir sur le celendrier la fin de
son crève-cœur. Je ne sais pas encore où chercher
l'heure qui finira le mien; il m'est donc permis de
m'ennuyer un peu.

Les serviteurs exercent aussi beaucoup ma petite
vertu. Je vois avec confusion qu'ils m'obéissent d'assez mauvaise grâce. Cela m'indigne un peu. Ce matin
notre vieille cuisinière m'a dit : « Que je me réjouis
donc de revoir madame! J'aime bien notre demoiselle, mais ce n'est plus la même chose. Vous comprenez, quand on est jeune... » Il m'a fallu achever
d'une manière peu avantageuse pour moi. Cependant
je croyais parler avec politesse, et il me semblait
bien suivre toutes les prescriptions de maman à cet
endroit.

24 avril.

J'ai dit un mot de cette peine à ma chère amie. Elle m'a répondu par de bien évangéliques pensées sur les serviteurs et leur dignité depuis que le divin Maître a dit aux hommes : « Je ne suis pas venu pour être servi, mais pour servir. » Oui, je sens que toute espèce de servitude s'est divinement modifiée depuis Jésus ; mais je crois bien que les domestiques confondent un peu leur valeur personnelle avec celle que donne l'Evangile ; quelque mauvais esprit est venu les aider à traduire dans un sens qui ne facilite pas les relations des maîtres. Moi je trouve les plus jeunes serviteurs bien orgueilleux. Elle dit aussi, cette respectable amie : « Il ne suffit pas de bien choisir ses serviteurs, il faut de plus en posséder le gouvernement, ce qui est rare. Savoir garder le milieu entre l'indifférence et la persécution ne se voit pas tous les jours. Comme tous les domestiques ont besoin d'affection et d'intérêt, s'ils ne trouvent près de nous ni l'un ni l'autre, ils nous serviront tout au moins avec tiédeur. L'honneur est leur bien le plus cher : s'ils voient que nous les surveillons sans confiance, ils se sentent dépourvus du meilleur stimulant et ne marchent qu'avec peine. Puisque vous êtes sûre de ce monde connu et apprécié de votre digne mère, n'usez pas trop de vos droits de maîtresse de maison un peu improvisée. A votre âge on abuse presque toujours de

son autorité, et l'on oublie ce qu'il faut de vertu à
un serviteur pour obéir à un jeune maître. Et puis
l'indulgence est le fruit de l'expérience et de la vertu.
Quand on n'a fait encore qu'entrevoir son impuissance, on croit à sa propre force et l'on exige des
autres ce que l'on croit pouvoir donner soi-même. De
là l'exigence des supérieurs inexpérimentés et impar-
faits. Vous devez aussi avoir déjà jugé par vous-même
qu'on n'apprend à bien faire qu'avec un peu de liberté
d'agir. C'est pour cela que votre mère, si sage et si
patiente dans son gouvernement maternel, ferme volontiers les yeux sur vos petites bévues. Elle les voit,
mais n'en dit rien, de crainte de vous ôter cette sorte
de courage que donne la confiance et qui produit l'habileté ou la réussite.

« Malgré la supériorité de l'éducation, nous avons
encore si grand besoin de compassion et de condescendance! N'est-il pas sage et chrétien d'accorder l'un
et l'autre à nos inférieurs? Et n'est-il pas ridicule de
tant exiger d'eux en fait de perfection? de les vouloir
absolument dévoués à des intérêts qui ne sont pas les
leurs? de leur demander une délicatesse de sentiments
et de procédés que nous n'avons pas toujours nous-
mêmes? On se plaint de leur orgueil, sans songer
que l'humilité est le fait des âmes les plus cultivées
par la foi, les plus élevées par l'intelligence; que
c'est ce qu'il y a de plus rare et de plus précieux sur
la terre, ce qui nous est au moins aussi difficile à

produire qu'à ce monde moins élevé et moins réfléchi.
Nous consentons à le voir à nos pieds, quoique
sachant bien qu'il est devant Dieu autant que nous,
et nous ne lui pardonnons pas de se redresser quelquefois et de manquer d'une vertu que nous prati-
quons si mal encore.

» Patience, chère fille, surveillez, mais dans une
douce proportion de liberté et de confiance ; soyez
bienveillante, affectueuse, et gardez bien la mesure
de cette sorte de respect dû au plus petit. Point d'abus
de commandement, car vous êtes chrétienne ; et sous
ce divin régime de Jésus-Christ, il n'est plus d'es-
clave.

» J'en ai vu qui, dans les premières années de leur
sortie de la maison paternelle, au début de leur établissement, semblaient jouer à la grande dame et à
la maîtresse de maison, en se faisant servir outre
mesure, sonnant à toute minute une pauvre domestique pour la moindre bagatelle. Cela scandalise et
irrite l'âme des subordonnées. Cet abus rappelle celui
des petites autorités militaires, si jalouses du droit
de commander qu'elles en usent jusqu'à la persécution, parfois envers de plus vaillants et de plus sages
qu'elles.

» Que vos ordres aient toujours la forme d'une
prière, et que pour chaque service on reçoive de vous
un remercîment sincère et poli. Tout cela à la façon
de votre bonne et digne mère. »

12

J'avais poussé bien des gémissements dans la lettre adressée à l'amie de mon âme ; j'avais un peu touché à la conduite de la divine Providence. Au lieu de me gronder, elle me console parce qu'elle prétend voir ma tristesse plus grande que mon péché. Cependant j'osais me plaindre de la vie. « Chacun en ce monde trouve l'obstacle qui vient précisément à l'encontre de ses vœux. Par ce moyen, on se convainc de la mystérieuse équité avec laquelle le bon Dieu fait la part à chacun. La Providence parfois commence ses tableaux par les ombres ; la lumière ne s'y montre que plus attrayante. Et puis les obstacles et les ennuis sont d'avantageux préliminaires pour passer au bonheur. Comme certain enfant qui ne manque pas de trouver bien gentille Mme X... ou Mme Z... quand l'une ou l'autre lui a donné du bonbon, vous sentez votre tendresse pour la Providence quand elle vous sert à votre gré. — Prenez garde, ma fille ! discuter ainsi, c'est se poser en face de Dieu... Alors je vous renvoie à cet incomparable dialogue où Dieu a répondu en la personne de Job à tous ceux qui éprouveraient une tentation aussi téméraire. »

Par ma fenêtre à minuit.

29 avril.

Le désir de voir arriver ma bonne mère m'a entraînée et laissée longtemps à la fenêtre aujourd'hui. Malgré l'incertitude de cette arrivée, nous voulions y

compter, et quand nous n'étions pas en route pour
aller au-devant de ma chère maman, nous l'attendions
partout ailleurs. Avant de renoncer encore pour aujourd'hui au bonheur de la revoir, j'ai ouvert une de
mes croisées donnant sur la campagne. Quelles ra-
vissantes étoiles ! et comme je sentais mon Père des
cieux présent au delà de cet azur ! Qu'il eût fait bon
pénétrer jusqu'à lui ! Oh ! que l'atmosphère d'ici-bas
me semblait lourde, et qu'on respire mal à l'aise en
pensant au ciel ! — Ouvrez-moi, Seigneur !... Si plus
tard j'allais vous désirer moins, si j'allais vous oublier... Ouvrez-moi, Seigneur !... Mais j'attends ma
mère... Encore un peu de temps ici, mon Dieu !

Par ma fenêtre ce matin.

J'ai vu ma chère Anna revenir de la messe, et Jésus
passait en elle ; elle avait communié. Quelques jeunes
ouvrières l'entouraient et en recevaient sans doute une
aimable parole. La charité a pour tous des soins délicats. Anna sait vraiment exercer sur la jeunesse ouvrière une sorte de patronage de cœur. En travaillant
pour elle, on recueille exemple, conseil et consolation, et jamais on ne sort de sa demeure sans éprouver
le désir de mieux faire. — Peu après, cette chère amie
repassait avec sa vieille femme de chambre chargée de
toutes sortes de choses destinées aux pauvres. — Dieu
s'est manifesté à moi dans la splendeur de la nuit ; et
ce matin, dans la vertu chrétienne, je l'ai mieux senti

encore. La piété et la charité nous portent plus près de lui que les étoiles elles-mêmes.

Esprit-Saint, aidez-moi à ce rapprochement en esprit et en vérité.

1ᵉʳ mai.

Arrivée de ma bonne mère retardée encore pour une raison de dévouement.

Pages copiées du Dogme générateur, par Mgr Gerbet.

Ici, grands et petits, riches et pauvres, enfants et vieillards se mêlent à la même table, comme à un festin de famille, et ce festin est Dieu même. Ce mendiant qui est ce soir à votre porte, ira demain s'asseoir à côté de vous au banquet de la vie éternelle.

Savez-vous d'où vient ce pauvre domestique qui a tant à souffrir de votre humeur altière? Il rentre chez vous environné du respect des anges; il porte en son sein le Dieu qui vous jugera. Quiconque observera de près le caractère des nations chrétiennes, n'aura pas de peine à distinguer cette action secrète mais continue de la foi à la présence réelle. C'est à elle que nous devons, en partie du moins, un des plus beaux traits de nos mœurs, la dignité du domestique, dont quelques peuples, particulièrement l'Angleterre et Genève, semblent avoir perdu le sentiment et l'idée même.

Le pauvre dans le sein du catholicisme est un être supérieur. Son éminente dignité est un des princi-

paux articles du symbole de la charité. Aveugles, nous
dédaignons sa bassesse apparente : mais quoi de plus
bas, de plus petit, de plus rien, si on peut le dire,
que l'état dans lequel Jésus s'offre à nous!...

. . . .

Chacun de nos dédains envers le pauvre renferme
donc un principe d'incrédulité et le germe d'un blas-
phème. Entendons mieux le grand mystère de la foi :
la communion sans les œuvres de la charité serait
comme un sacrifice sinistre interrompu par un crime,
un sacrifice sans actions de grâces. Offert dans le
temple, il ne se termine que dans la chaumière de
l'indigence, parce que là aussi habite le Fils de
l'homme; la miséricorde est l'hymne qui achève.

. . . .

Là tout disparaît, même sa forme humaine; il est
comme s'il n'était pas, et, parvenu à l'apogée de son
abaissement, il s'abîme dans le sein de nos misères
sans fond. . . . .

Les ordres religieux qui ont défriché le sol de
l'Europe ont fait beaucoup plus : ils ont défriché les
landes incultes de l'âme humaine. La règle obligeait
les cénobites à s'approcher souvent de la table sacrée,
et la parole divine, qui retentissait seule au fond de
leurs retraites et se prolongeait encore dans le silence
de leurs méditations, leur rappelait chaque jour la
perfection que réclame cette familiarité avec le Saint
des saints. Cette pensée perpétuellement présente les

excitait sans cesse à acquérir la science de leur propre
cœur. Ils le cultivaient avec des soins infinis, pour
apporter au plus auguste comme au plus doux des
mystères la fleur la plus pure des affections humaines.

A la campagne.

8 mai.

Je me sens toujours ici le besoin d'écrire, en présence de cette belle nature. Les émotions abondent si
douces et si fortes dans mon âme à la vue de toutes
ces preuves de la bonté de Dieu : — Seigneur, eussiez-
vous été moins libéral si vous nous aviez donné les fo-
rêts et les prairies sans leurs charmantes petites fleurs,
les moissons sans pavots et sans bluets, les ruisseaux
sans myosotis? Vous êtes si grand dans la richesse de
vos dons : ne pouviez-vous pas négliger les détails sans
encourir notre mécontentement? et tant de bienfaits
ne suffisent-ils pas à prouver que vous êtes notre Dieu?
Oh! pardon, Seigneur, c'était assez. Mais quand je
considère avec quelle profusion, quelle grâce et quel
fini vous avez embelli et paré votre création, quand
partout, même sur le bord d'un chemin, j'aperçois
tous ces bouquets qui se sèment, croissent et fleu-
rissent d'eux-mêmes pour consoler et réjouir l'œil des
petits et des grands, des pauvres et des riches, alors
je m'écrie : Dieu d'amour, vous êtes mon Père.

Puis, quand je vois, dans l'ordre de la sanctification, l'abondance des petites grâces, comme celle des
fleurs de la campagne, se joindre aux grands bienfaits

des mystères sacrés, je m'écrie de nouveau : — Oh ! mon Père bien-aimé, toutes choses dans la nature et dans la religion sont disposées de manière à nous prouver votre adorable paternité : par quel.triste mystère avons-nous tant de peine à vous rendre une filiale et généreuse reconnaissance ?

Mon Dieu, quand j'entrevois un peu votre puissance et votre bonté, il faut me perdre en vous et m'y laisser abîmer dans votre cœur, sans proférer de paroles. — Et quand je reviens sur la terre, combien je la trouverais petite et dénuée si vous n'y reveniez avec moi, si vous ne vous y faisiez sentir à chaque pas ! Mais il s'y trouve des parents à aimer, des pauvres qui vous représentent, des malades, des ignorants, des souffrants de toutes sortes, auxquels il faut ouvrir ses bras et son cœur. Alors se resserrent, ô mon Dieu, les liens si nombreux qui lient nos cœurs au vôtre.

Idem.

Quand je lis la correspondance de ce doux Silvio, je me sens tout adoucie. Quelle suavité d'âme après tant d'épreuves ! Comme l'Evangile portait ses fruits en ce bon cœur ! Il n'est pas une de ces lettres écrites depuis sa captivité, où il ne soit pieusement question du bon Dieu et de l'amour du prochain. Je me plais à ouvrir au hasard, et toujours je trouve la vérité de cette remarque.

« La chaleur croissante de l'atmosphère ne me nuit

pas, au contraire elle me fait du bien. En avant donc, et vivons tant qu'il plaira à Dieu. Je le remercie mille fois d'avoir amélioré ta chère santé. »

« Je regrette dans un sens, mais d'un autre côté, j'aime à te voir aussi ce sentiment de l'insuffisance des choses humaines; sentiment pénible mais irrésistible, juste, salutaire, et condition nécessaire pour qui veut goûter l'Evangile. Puisque tout est imparfait et fugitif dans la vie humaine, que devons-nous faire? nous attacher fortement à la notion de la vérité, renoncer aux prestiges du monde, et vouloir ce que Dieu veut; toute autre conduite est un enfantillage trop manifeste et trop coupable. Que toute notre conduite soit un culte qui l'honore et qui serve d'édification à tous ceux qui ont les yeux attachés sur nous! Le malheur nous a exposés aux regards d'un grand nombre de spectateurs : l'obligation où nous sommes de glorifier Dieu s'est accrue d'autant, et il est certain que le malheur ne nous a été donné que pour nous rendre meilleurs et nous donner une influence salutaire sur les âmes. »

Dans une autre lettre de Silvio.

« Je continue à être très-content de Rome, pour les choses et pour les hommes. J'y remarque, au milieu des maux inévitables en tous lieux, une grande puissance de jugement et de bonté, des esprits cultivés, une générosité gracieuse et sincère. Quiconque

vient à Rome s'y trouve bien moralement, et sous le rapport de l'intelligence, grâce à la noble sociabilité des habitants, et pour ce je ne sais quoi de respectable et de particulier à tous les pays qu'ont rendus fameux d'antiques et religieux souvenirs.

» Et même les folies du carnaval donnent un ensemble de franche gaieté, d'inoffensives fantaisies, de plaisanteries innocentes. Tout à coup retentit au Capitole la cloche qui rappelle à la sagesse ; aussitôt tout se calme, tout obéit comme dans une troupe aimable de jeunes gens bien élevés, où, sur un signe du père, on passe des rires innocents à une honnête gravité.

» Je puis de nouveau sortir un peu pour voir cette foule innombrable de beautés intellectuelles, morales, sacrées, poésie sublime qui ne s'écrit pas. Je n'ose prendre sur moi de te parler de la basilique vraiment divine de Saint-Pierre ni des autres merveilles de Rome : les livres ont déjà balbutié de tout cela, les uns avec une certaine vérité, les autres dans un sentiment vulgaire ou hostile.

» Il me semble qu'on ne saurait parler avec certitude si l'on parle trop tôt du moral d'un pays, et je crois qu'il n'y a de vraie philosophie que la modération chrétienne. »

A un autre feuillet.

« La société humaine n'est ni un enfer ni un paradis, mais il y a en elle les éléments de l'un et de

l'autre. L'affaire de chacun est de connaître Dieu et de le suivre d'abord au Calvaire et ensuite à la gloire éternelle. Courage donc, ami! la lutte est belle, dans toutes les positions on peut pratiquer la vertu. J'ai toujours trouvé un grand appui dans cette pensée. »

. . . .

Je ne savais pas que Salomon avait dit : « Là où la femme est absente, le malheureux n'a plus qu'à gémir. » N'est-ce pas une de ses plus belles paroles avec celle de sa première prière de roi? une de ses plus justes sentences avec celle du jugement où l'on a pu le reconnaître pour le plus sage des hommes?

. . . .

Il me semble aussi bien intelligent l'orateur qui vient de prononcer en public des paroles qui nous posent si bien dans la société. Vraiment les hommes de Dieu, ceux que la foi éclaire, sont les seuls qui nous comprennent et qui nous expliquent bien. Les prix donnés à la vertu m'ont toujours fait l'effet d'une niaiserie. Il est certain que le Rémunérateur suprême peut seul décerner ces récompenses-là. Cependant, grâce à l'éloquence du discours qui vient d'accompagner cette distribution, elle a perdu cette fois, diton, la singularité de sa prétention. Que de jolies et délicates idées !

« Oui, c'est la femme qui garde surtout l'inestimable trésor des vertus et des vérités chrétiennes.

. . . .

» Nos couronnes ne vont chercher le front d'aucune jeune rosière ; nous n'avons affaire qu'à de vieilles femmes, et le plus souvent à de vieilles filles. Mais elles nous apparaissent revêtues de l'éternelle jeunesse du bien, transfigurées par la beauté de la charité, et parées du courage plus que viril qui a fait de la femme française consacrée au service de Dieu et des pauvres ce que nos voisins disent de leur constitution politique : l'objet de l'envie et de l'admiration du monde. »

12 mai.

. . . .

Quelle joie ! ma mère est revenue, et revenue satisfaite. Elle a laissé ma grande tante en bon état, mieux portante qu'avant ses dernières souffrances, et ce qu'il y a de plus heureux, bien rapprochée du bon Dieu dont elle se tenait trop loin depuis longtemps. Elle disait, cette pauvre bonne tante, qu'elle boudait, qu'elle faisait la mine au ciel, à cause de la tristesse de son foyer. C'était comme les enfants qui la font à la table, malgré le besoin et le désir de manger. Les intelligents et aimables procédés de maman ont produit cette réconciliation spirituelle, premier but de sa démarche. Sa vigilance est vraiment apostolique, et je suis dans l'embarras de savoir lequel des deux admirer le plus, ou de cette charité, ou de sa modestie après le succès.

Anna est bien vite venue m'embrasser pour me féli-

citer de ce retour ; puis elle a fui discrètement , nous laissant à nos entretiens de famille. C'est ainsi qu'avec son cœur on partage tout, et avec sa discrétion on n'abuse de rien.

Que de choses nous avions à nous redire, ma bonne mère et moi ! Comme il est vrai de conclure que les vrais et purs sentiments disent souvent le même discours sans le répéter jamais.

.   .   .   .

15 mai.

Nous sommes convenues avec cette chère Anna de ne jamais confier notre album à des esprits romantiques ou peu sensés, et de ne pas le bigarrer follement de toutes sortes d'auteurs qui doivent souffrir de se trouver ensemble, en même temps que par leur réunion ils compromettent le jugement de celles qui les ont rapprochés ainsi : Bourdaloue avec Lamartine, Mme de Staël avec sainte Chantal , etc., etc. ; — ni de toute espèce de dessins réunis sans cause morale de rapprochement : des gracieusetés païennes à côté de la sainte Vierge et de l'enfant Jésus. Nous voulons un bon recueil toujours chrétien, qui éveille en nous une salutaire pensée toutes les fois que nous l'ouvrirons, et qui ne nous oblige pas à nous moquer de nous-mêmes quand nous serons vieilles. Je sens à l'avance combien cet affront me serait pénible. Je veux être très-respectable comme ma grand'mère. Je

veux de cette vieillesse resplendissante de vertu que
l'on ne doit avoir que par la foi et l'espérance de cette
vie où seront comptés tous nos sacrifices. « Cette vieil-
lesse-là , dit ma bonne mère, on se la fait dès la jeunesse ; il n'est pas possible de la trouver dans tout
son honneur la veille des dépérissements physiques. »

17 mai.

Aujourd'hui, j'ai reçu une lettre bien gaie de ma
respectable amie; j'y ai vu la comique faiblesse
de ***, qui ne pouvait se décider à être laide un instant dans le costume que demandait son rôle. Il fallut
lui dire qu'elle rachetait cela par l'agrément du débit
qui était fort intéressant, et ajouter qu'il est bien
petit de garder ainsi en permanence la vanité du
visage. De réflexion en réflexion, on finit par lui
prouver qu'elle avait, sans se l'avouer, une petite
idolâtrie qui ne le cédait guère à celle de toute la
gentilité d'autrefois et d'à-présent. Enfin elle accepta
ce rôle si compromettant pour la beauté et la coiffure
qui l'éteignait si impitoyablement pour quelques minutes. Peut-être cela avait-il été choisi et donné comme
épreuve par la chère maîtresse qui termina ses offres
par cet a parte : « Faites-nous savoir officiellement,
chère enfant, si c'est votre bon plaisir qu'on vous
aime purement et simplement pour vos qualités et
vos vertus, ou si vous préférez qu'on tourne autour
de vous comme autour d'une rareté. »

17 mai.

Je n'ai donné qu'une minute à ma bibliothèque ; mais, j'y ai trouvé tout de suite une pensée chère à mon cœur et une comparaison qui a charmé mon esprit :

« Le christianisme, indépendamment de ses preuves fixes, générales, faites pour les esprits de tous les lieux et de tous les temps, en réserve encore, pour chaque siècle et pour chaque évolution de l'esprit humain, de toutes spéciales qui répondent d'une manière exacte à la tendance des besoins, des idées, des situations de l'humanité. Telle, du haut d'un phare élevé et fixe au-dessus de la mobilité des mers, la lumière secourable tourne et frappe de ses couleurs changeantes l'œil inquiet du matelot. »

(Considérations philosophiques.)

Que cela fait de bien, d'entendre si noblement parler de ce qu'on aime !

.   .   .   .

18 mai.

« Honorez-moi, monsieur, de votre indifférence. »

Mon père citait ce matin ce vers fameux à l'occasion d'une importunité de la part d'un homme peu estimable et qui le recherche bon gré mal gré. Il me vient souvent à la pensée, relativement à Mme A..., vraiment toujours trop occupée de moi.

On a dit l'autre jour à une instruction religieuse,

qu'il est pour la famille deux grands et dangereux
ennemis : le monde et les livres. Et le monde, ce ne
sont pas seulement ceux qui tourbillonnent dans les
réunions ; ce sont tous ceux qui s'introduisent près
de vous, avec un caractère affaibli, une conscience
fausse, des principes incertains, une vertu douteuse,
et qui désirent vous voir aussi faibles qu'eux.

Le bon Dieu permet sans doute l'entrée de Mme A...
de temps en temps à notre cercle de famille, pour
m'exercer à la lutte contre tous ces auxiliaires du
monde députés par lui pour faire des prosélytes.

. . . .

19 mai.

Que j'ai souffert aujourd'hui! Eugénie est venue
et ne m'a pas fait de visite. Depuis longtemps sa
correspondance était froide, écourtée et rare. Qu'ai-je
fait pour mériter cette inconstance? Une amie de
mes plus beaux jours, une compagne de première
communion. Oh! quand j'ai su qu'elle avait sé-
journé ici sans me voir, toutes mes plus belles impressions religieuses, mes meilleurs sentiments se
sont comme dissipés pour faire place à toutes les
tristes pensées, à tous les murmures de mon cœur
blessé. Ingrate amie! Je lui avais gardé la plus fidèle
affection. Elle a passé son temps chez les marchands
de nouveautés ; il ne lui est pas resté une heure pour
moi! Anna est là ; mais le cœur est vaste. Le mien

me semble avoir d'infinis domaines, et j'ai besoin des
amis absents et des amis présents, et du ciel et de la
terre; j'y déteste les vides.

Une lettre de ma maîtresse, à qui j'ai confié mon chagrin.

« Sans aucune ironie, quoique vous le craigniez,
petite, je partage votre chagrin. Vous pleurez une
amie qui n'est pas morte, mais qui vous est infidèle :
ces sortes de deuils sont les plus tristes, je le sens
comme vous, ma fille; mais le bon Dieu veut aussi
nous en faire prendre de ceux-là. Si la mort seule
nous en faisait porter, nous ne trouverions pas dans
ces seules larmes toutes les leçons qui entrent dans
les desseins de la Providence. Cette divine institu-
trice flagelle parfois un peu fort notre cœur, afin
de le rendre digne des affections pour lesquelles il
doit battre avant tout. Si Eugénie vous fuit avec
intention, je le regrette pour vous et pour elle, car
vous ne connaissez *que les bons chemins*. S'il est vrai
qu'elle est si fort sous l'empire de la mode, l'amitié
doit souvent faiblir en son cœur, et la perte est peu
considérable. Si elle a eu de vrais motifs d'ajourner
la visite qu'elle vous devait, ce n'est pas une amie
perdue, car vous pouvez l'attendre encore. D'ici à
peu de temps, vous serez éclairée sur tout cela de
manière à accepter cet éloignement par sagesse ou par
résignation. Calmez-vous devant Dieu, ma fille; il ne

veut pas de cet empressement à souffrir d'humaines
douleurs. Croyez-le, il est caché derrière cette amitié
et vous y fait une leçon de support au sujet des
épreuves de l'affection.

» N'y avait-il pas, ma fille, n'y avait-il pas dans le
passé quelques raisons de prévoir le déchirement que
vous éprouvez aujourd'hui ? Je vous le demande sans
reproche, mon amie. S'il y a la fragilité de chacun,
il y a aussi celle de chaque âge. Je veux seulement
vous faire donner raison à cette bonne Providence
qui a ses plans et ses vues dans les détails de la
vie intime comme dans les grands événements de la
politique. Il vous souvient que la ferveur de vos
affections les rendait parfois un peu imprudentes.
Alors il en faudra peut-être un peu souffrir, jusqu'à
ce que vous ayez mis au pas ce cœur si empressé et si
ambitieux dans ses sentiments. Ne croyez pas qu'il soit
bon d'en faire ainsi une hôtellerie où vous accueil-
lerez tous ceux qui vous en sembleraient dignes.
Choisissez-bien, et bornez-vous. La petite maison
de Socrate n'est pas une sottise : les vrais amis sont
rares, et par conséquent en petit nombre. »

» A bientôt, Clotilde... Que de consolations et
d'espérances dans tout ce que vous me dites de votre
frère. Epanouissez-vous dans ce doux avenir que la
foi vous fera plein de vrai bonheur.

» Tout à vous. »

Il y avait déjà bien du calmant pour mon âme
dans ces paroles amies. Mais il me restait le besoin
de me réconcilier avec Dieu, avec le prochain par
un aveu pénitent. La divine chose que la confession !
Je me sens le désir de pousser ce cri reconnaissant
toutes les fois que j'en ai éprouvé le bienfait. Ma petite
raison déborde de preuves de cette divinité, elle
en voudrait presque moins pour avoir plus de mérite.
Sa divinité dans ses effets, voilà ma grande consolation. La morale et les meilleurs sentiments de mon
âme y sont servis à souhait. Quelles paroles fermes et
douces m'a dites ce paternel guide de ma conscience !

« Oh ! si vous pouviez ne désirer pour ami que
Jésus, que vous seriez heureuse ! Que cherchez-vous
dans toutes ces vaines affections qui vous troublent,
qui vous perdront peut-être? Que faites-vous des premiers sentiments d'un cœur créé pour Dieu? Où vont-
ils? à qui sont-ils? Déjà tout le monde a été votre
ami, et vous l'avez été de tout le monde. Pitié, mon
enfant; dépense folle de tout ce que le cœur a de
plus vif, de plus généreux. Vous êtes semblable à
l'oiseau qu'un appât trompeur attire à la servitude
et à la mort.

» Hélas ! vous cherchez le repos dans ces amitiés
plus changeantes et plus mobiles que les flots; dans
ces amitiés qui commencent dans la légèreté, s'entretiennent dans l'inquiétude et finissent par le
péché ! »

Que tout cela est bon quoique sévère au jugement de ma sensibilité humaine ! O le meilleur ami, ô le seul ami véritable ! ô Jésus, fixez-moi en vous. Et quand vous m'adresserez comme à votre disciple cette parole d'une tendresse divine : *M'aimes-tu ?* Que toujours je puisse répondre : Seigneur, vous savez que je vous aime. . . . .

. . . .

22 mai.

Que le soleil m'a paru aimable aujourd'hui ! Il me semblait qu'il s'était levé et qu'il brillait tout exprès pour moi et mes projets. Il en est ainsi des dons de Dieu. Ils sont pour tous, et chacun en profite comme s'ils lui étaient destinés à lui seul. Il est question d'un voyage avec ma respectable amie. Ma bonne mère le permet en dédommagement de celui qu'elle a fait sans moi.

Chère et bonne Providence, vous paraissez vouloir me gâter un peu. J'aurais mauvaise mine à m'y refuser, car vous êtes ma souveraine, et c'est si bon de prendre la clé des champs dans la belle saison. D'avance je vous promets d'admirer vos œuvres, car le peu que je connais de celles qui sont autour de moi a souvent transporté mon âme.

25 mai.

Il est question de notre voyage, et c'est singulier, depuis que l'espérance touche à la réalité, je me

sens plus troublée que joyeuse. Est-ce qu'il en serait
ainsi des jouissances de la terre? est-ce qu'il serait
vrai que pour peu qu'on réfléchisse on en ait peur?
Mais pourquoi faire si vite des jugements téméraires
sur la vie? Le ciel est si beau! N'est-ce pas pour nous
que Dieu a fait les riches campagnes, et ces grandes
eaux et ces montagnes que j'ai si souvent désiré voir!
Que signifie cette maussaderie quand le bonheur se
présente? Maman dit que cette sorte d'intimidation
au moment de la jouissance, c'est de l'infirmité
humaine, mais que c'est l'intention du bon Dieu
que nous en tirions un sage parti. Cette disposition
doit nous aider à garder la prudence chrétienne qui
se défie toujours à temps et ne s'abandonne jamais
absolument au plaisir même innocent. Car si nous
sommes les enfants de Dieu créateur de la lumière et
des fleurs, nous sommes aussi les disciples de Jésus
crucifié. Et bien vite, il faut aller de la belle nature
à la croix, pour ne pas s'égarer fort loin du vrai
but.

27 mai.

J'ai déjà fait ma petite malle. Maman veut, dit-elle,
profiter de mon voyage pour m'exercer à toutes sortes
de choses que je ne sais pas faire. C'est encore un
préservatif contre la trop grande expansion du bonheur. Bien des fois j'ai ressenti le dépit de ma ma-
ladresse, et j'ai refait, avec l'intelligence de la mauvaise humeur, cet ouvrage qu'on ne fait bien cepen-

dant, comme beaucoup d'autres, qu'avec la tranquillité de l'ordre. Il me souvient d'un charmant récit que fait de sa conversion un homme de beaucoup d'esprit, dit-on. Son âme s'était tournée vers Dieu par l'admiration qu'y avait produite la vue d'une graine et de la divine méthode que la Providence avait employée pour la caser et la protéger. Le souvenir encore tout vif des difficultés qu'il venait de trouver à faire sa valise, lui avait fait conclure tout à fait en faveur de Celui qui exécutait si bien sans effort ni essai. Si je n'avais depuis longtemps reconnu la suprême perfection d'en haut et ma gaucherie, je m'y serais certainement décidée aujourd'hui. Est-il rien de plus humiliant que d'être agenouillée devant une malle que l'on ne saurait terminer faute de la dose de génie qui combine?

(*Lacune sans date.* Voyage ajourné, malle défaite, premier essai de résignation, grand sacrifice, le mentor ayant manqué pour ce voyage. C'est tout ce que dit le journal jusqu'au mois de septembre, excepté des copies toujours chrétiennement choisies, mais que l'on n'a pas jugé à propos de transcrire de nouveau.)

1er septembre.

Pas de nouvelles de cette chère maîtresse avec qui je dois enfin partir. Est-ce qu'il y aurait encore quelques revers? Oh! que l'attente qui donne l'incertitude est fatigante!   .   .   .   .

J'avais tort; il ne faut qu'un instant pour réaliser
une espérance fondée sur la poste. Ces facteurs sont
vraiment des hommes bien intéressants avec leurs
précieuses boîtes, portant l'inattendu et l'attendu.
Dès le matin j'entends cette voix si aimée quand elle
m'appelle : Madame***, pour mademoiselle sa fille.
Oh ! merci, c'est de ma maîtresse, et... nous partons
pour la Suisse, et... nous allons prier au sanctuaire
de Notre-Dame-des-Ermites, avec cette digne amie
à qui ma mère veut bien me confier. Aujourd'hui
l'emballage particulier de mes albums. Je pense dessiner et rapporter quelques souvenirs de mes voyages.
Il est bon de s'aider à ressaisir la trace d'un passé
agréable, quand on se revoit en face de l'ordinaire.
Et puis, dans la vieillesse, je feuilleterai tout cela,
et malgré les douleurs et les mauvaises jambes, je me
retrouverai de nouveau sur ces jolis chemins que je
vais parcourir. On dit que je ne verrai plus tout cela
de même œil. Mais pourquoi ? Il me semble que ce
qui est beau doit rester aussi digne de notre admiration. Enfin, plus tard nous trancherons cette question difficile pour l'heure. Toujours est-il que voilà
mes crayons bien taillés pour dessiner et écrire. Je
ne m'adresserai qu'au pittoresque. Soyez tranquille,
chère amie, je sens bien que *les cieux qui racontent
la gloire de Dieu* et toutes les autres grandes merveilles ne sont pas faits pour mon petit crayon.
En revoyant mes notes de pensionnaire, je relis une

de vos pensées ; elle renferme et réflexions et conseils dont je ne saurais m'écarter : « Je n'ai jamais compris qu'on ose, même avec du génie, et précisément parce qu'on a du génie, qu'on ose chercher à peindre ce sublime modèle de la nature grandiose, qui ne peut avoir pour cadre que l'espace, pour imitateur que Dieu lui-même. » Plus loin : « Que tout ce que vous peindrez inspire un sentiment de piété et de vertu ; tout le reste, excepté les fleurs, est indigne du pinceau d'une femme chrétienne. » Vous avez mille fois raison, amie de mon âme. En peignant nous donnons, serions-nous des Raphaëls, infiniment moins bien que ce que Dieu a fait. Relevons donc nos œuvres par des pensées célestes.

A mon petit examen du soir, j'ai vu bien des fautes qui m'ont humiliée comme actes d'ingratitude envers Dieu, mon père ! Que de petits sacrifices projetés au commencement de la journée ou d'une conversation, et sur lesquels je suis revenue comme si ce n'était pas la peine d'être vertueuse pour si peu ! Puisque je suis si lâche en de faciles combats, comment trouverais-je des forces pour les grandes luttes ? Quelques humiliations personnelles m'avaient tenue depuis certain temps dans une sorte de silence plus modeste que d'ordinaire ; aujourd'hui plusieurs visites dans le monde, différents compliments plus ou moins flatteurs, l'espérance d'un plaisir, m'avaient redonné la jactance qui m'est si naturelle ; j'ai parlé ; j'ai joui de

moi-même ; j'ai souffert de l'éloge donné aux autres,
de la vue de leurs avantages. Mon Dieu ! quel spectacle
doit parfois vous présenter mon âme ! Et qu'il est
vrai de dire que toutes les fois qu'on va parmi les
hommes on en revient moins homme !

Nous avons aussi fait visite à nos bonnes sœurs de
la Charité. Voilà des femmes qui m'humilient sans me
dépiter ! Quelle nature supérieure ! Et comme, en les
voyant, les moins religieux des hommes sont confon-
dus et obligés de les admirer ! Demandez d'où leur
vient cette supériorité si céleste ; elles vous feront voir
la petite croix de bois qui pend à leur ceinture. « Oui,
c'est la grâce de Jésus-Christ qui brille dans leur âme,
et reflète sa lueur dans leurs regards et sur leurs
fronts, et imprime à tout leur être, à toutes leurs
actions, ce calme, cette paix, cette dignité, cette
générosité infatigable pour tout ce qui est bien, et
ce perpétuel sacrifice d'elles-mêmes sans faste comme
sans pusillanimité. »

Quelle différence de dignité avec celle de la femme
du monde ! et combien je suis obligée de rabattre de
l'appréciation de ma valeur et de ma prétendue distinction, quand je sors d'avec ces saintes filles ! Pourtant c'est la même croix que je vénère. Pourquoi une
telle distance d'elles à moi ? C'est que bien des choses
sont là encore pour en intercepter les divins effets.

Ceci est la réponse de ma conscience.

3 septembre.

Encore deux jours, et nous partons. Deux ou trois jours, c'est bien peu; mais les heures n'ont pas toutes la même durée dans l'esprit. Cela dépend de ce qu'elles promettent d'heureux ou d'extraordinaire.

Ma bonne mère me dit qu'en voyage, comme à la maison, il y a les petits devoirs, les petites obligeances, mais aussi les petits plaisirs, puis les petits soucis. Mon Dieu, faites qu'il n'y ait pas même de petits péchés pour votre enfant.

5 idem.

Départ. Si cela continue, je ne ferai guère mon journal. Comme le temps passe sans rien dire, sur ces chemins où vous êtes emportés et mis dans l'impossibilité d'en faire aucun emploi! Je crains d'avoir bien peu occasion de me parler de ma conscience où je n'aurai guère le loisir de regarder.

Idem, soir.

Arrivée à Strasbourg. Cathédrale déjà vue, mais pas encore avec tant d'attention. Rencontre d'un vénérable curé qui fait le même voyage.

6 idem.

Nous admirons la chaire à prêcher qui partout ailleurs, disait-on, suffirait à l'admiration des étrangers. Mais les chefs-d'œuvre ici nuisent aux chefs-d'œuvre : toute l'histoire de la religion depuis Adam; petits personnages admirables de finesse de traits,

d'expression sublimes; toutes les nuances de sentiment saisissables comme sur des figures vivantes.

A midi sonnant, c'est l'horloge que nous regardons, et toutes les naïves physionomies de curieux qui, aussi bien que moi, admirent les effets sans comprendre la science des causes. Un brave homme nous propose de nous montrer, tout près de la cathédrale, le plus gothique escalier de la ville, parfait escargot, et ce pauvre coq humilié de ne plus pouvoir chanter.

J'entrevois un peu ce qu'il faut de science à l'homme pour imiter à une distance infinie le *mécanisme* divin. Les savants orgueilleux devraient aller, pour faire naître l'humilité, voir leurs machines-mortes. Quels singuliers poumons a cet oiseau disgracié, descendu de son piédestal à cause de l'extinction incurable de sa voix !

Même jour. Nous voyons le tombeau du maréchal de Saxe. Oh ! devant les belles statues, le génie de l'homme me transporte ! Il me semble qu'il devrait naître une grande reconnaissance dans le cœur de celui que Dieu a doué de cet admirable talent. Cela fait rêver à l'idéal.

Nous approchant de la mort pour nous assurer que les ondulations de son manteau étaient bien du marbre, j'ai vu frémir très-naturellement une de mes voisines. C'est qu'à cette figure, qui n'est pourtant que celle d'un squelette, les os sont parlants de la tête aux pieds. Ce grand mouvement, cet air de puissance

implacable fait mal pour le héros qui ne se défie pas
d'un empire auquel il ne songe même point.

Et la France ! quelle admirable suppliante ! on voudrait vraiment faire quelque chose pour elle. Il faut à
la mort son inflexible humeur pour résister à une
si belle manière d'implorer.

Souper et coucher à l'hôtel. Hospitalité froide. Les
hôteliers que saint François de Sales portaient en son
cœur devaient être plus aimables. Pourquoi se dispenser d'être agréables parce qu'on ne donne pas gratuitement son hospitalité ? est-ce qu'il n'y a pas le salaire
de la matière, et puis celui du bon accueil qui est la
reconnaissance ?

Je n'avais pas senti encore comme, en changeant de
ciel, en quittant le sien, on a besoin de ce bon accueil
des étrangers.

6 septembre.

Nous avons entendu la messe sous ces belles voûtes
si sombres, qu'il semble n'y avoir là qu'un jour de cata-
combe. On serait bien coupable de n'y être pas recueillie.

Je m'étais proposé en partant, pour ne pas laisser
ma vertu à ne rien faire, de pratiquer les petits devoirs
dont m'avait parlé ma mère, et je m'étais promis la
sollicitude chrétienne en faveur des vieillards et des
petits enfants. Mais je n'ai encore trouvé que l'occasion de supporter des ennuyeux d'un âge moins intéressant. Et il me faut souvent le souvenir de cette
patience si digne que pratique ma mère, et l'exemple

de ceux qui font comme elle, pour m'empêcher
d'exprimer plusieurs sortes de dédains à la fois. Je
laisse tomber aussi là une charmante illusion ; il me
semblait qu'en voyage on devait toujours rencontrer
des gens extraordinairement aimables. Il n'en est rien,
le support doit y être encore plus exercé qu'ailleurs.
· On dirait même que ceux qui voyagent se sont allégés
à jamais du fardeau de la convenance, et l'on voit
qu'ils sont convaincus que ce n'est pas la peine de se
gêner. O charité du prochain, disais-je à mon mentor,
que tu es méconnue sur les grands chemins ! — Prati-
quez-la vous-même, mon amie, en supposant que tout
ce monde n'en méconnaît les devoirs que pour ne les
avoir pas appris. Toutes ces petites abnégations qui
donnent tant de douceurs aux relations de la vie, sont
le fruit d'une éducation chrétienne et des inspirations
habituelles d'une âme charitable. Et notre siècle est
assez oublieux de tout ce qui est chrétien pour être
très-égoïste. — C'est égal, oh ! les vilaines gens que
ceux qui se soignent en oubliant toujours les autres !
— Oh ! le pauvre et malheureux siècle ! Les bonnes
âmes aiment mieux médire d'une époque que des
hommes, ou des hommes en général que d'un seul.
Moi je trouve que cela ne me satisfait guère, et parfois
je regrette qu'il n'y ait pas dans les voitures publiques
des commissaires de la politesse pour fustiger tous ces
voyageurs si mal appris et pourtant si contents d'eux-
mêmes.

7 septembre.

A la bonne heure, aujourd'hui, après notre halte
à S..., le va et vient de tous ceux qu'emporte le chemin de fer nous a débarrassés de notre personnel
d'hier, et nous voici parfaitement entourés. Un bon
prêtre aux cheveux blancs, tout affable, qui sait de
charmantes anecdotes, et qui m'a tout de suite montré
sa bienveillance. Puis deux sœurs de Saint-Vincent
de Paul, un monsieur, sa femme et deux charmantes
petites filles. Ce bon prêtre m'adresse d'abord la parole :
« Mademoiselle est bien heureuse de voyager ? — Je
crois que oui, monsieur le curé ; cependant depuis
ce matin j'étais un peu de mauvaise humeur. —
De mauvaise humeur ! mademoiselle ? mais voyez donc,
que la terre est belle, que le ciel est splendide ! — Oh !
oui, monsieur le curé ; mais hier je pensais que ceux
qui l'habitent sont indignes de tout cela, puisqu'ils
ne daignent pas y regarder, et que leur cœur ne paraissait rien y comprendre. Beaucoup me semblaient
ne s'être mis en route que pour acquérir de l'appétit.
— Eh ! que voulez-vous, chère mademoiselle ! nous
sommes tous plus ou moins ingrats, plus ou moins
intelligents, quant aux dons du bon Dieu ; tous aussi
plus ou moins sensuels. Il faut avoir de la pitié, mais
une pitié charitable, et jamais de mauvaise humeur.
La mauvaise humeur, c'est quelque chose de païen,
c'est prohibé par l'Evangile. La bonne humeur, voyez-

14

vous, est comme le rayon du soleil , sans lequel nous
ne pourrions pas admirer ce beau paysage, et dont la
présence rendrait un marais jusqu'à un certain point
riant et joli. »

Je voudrais pouvoir redire toutes les bonnes et
aimables leçons que m'a faites ce saint prêtre, et
rendre la grâce avec laquelle il a mis sa théologie à
ma portée. Que de belles petites histoires ! quel
touchant à-propos sur le bonheur parfait, dont il
voulait me guérir un peu pour cette terre, sachant
que c'est le mal de la jeunesse de placer toujours trop
bas la félicité ! Il avait connu la plus heureuse personne selon le monde, enrichie de tous les dons, et
sentant comme tous, au milieu de tout cela, le besoin
d'ajouter encore à cette part de félicité. Elle allait
réaliser un rêve de voyage pour l'Italie et se ré-
jouissait de respirer l'air embaumé de la baie de
Naples ou des campagnes de la Sicile sous le plus
beau ciel du monde. Et comme il lui disait qu'aussi
loin qu'elle allât, il était bien difficile de ne pas
trouver un peu d'hiver sur sa route, « Oh ! monsieur le curé, reprenait-elle, j'irai si loin que je
ne verrai plus de misères, plus de malheureux ,
plus de larmes !... » Hélas ! deux jours après, ses chevaux, emportés, lui avaient fait trouver une mort qui
mettait au cœur de tous les siens un deuil irrémé-
diable; car il est des larmes qui ne tarissent point
en ce monde. — Vous qui avez sans doute fait vos

humanités (il était un peu moqueur, ce bon monsieur, mais dans une mesure charmante), vous conviendrez avec l'orateur chrétien, que *Dieu seul est grand*, et avec moi, que les saints ont seuls l'appréciation du bonheur parfait.

Idem.

Dans l'espèce de critique littéraire que monsieur le curé faisait d'un brave homme dont les actes étaient souvent inconsidérés, j'ai remarqué cette pensée, qui doit être bien vraie, mais qui me désoriente un peu : « Il pense que pour agir, la pureté d'intention est toujours suffisante ; et c'est son erreur, cela ne se peut qu'avec Dieu. » Tout le temps que nous aurons affaire aux hommes, il faut ajouter à ce bon point de départ les circonstances adoucissantes; ou bien l'on risque, par son action, de les blesser tant soit peu dans leur cœur, ou dans leur amour-propre, ou même dans leurs passions.

On ne peut donc espérer faire du bien aux hommes, sans chercher en même temps à leur faire plaisir ; et toujours il faut les ménager pour réussir dans la réprimande ou le bon conseil. Moi qui croyais que le bon Dieu ne demandait de nous que le désir de le glorifier ! Comme les devoirs se compliquent par tous ces détails de vertu !

A ce sujet, il a dit de saint Paul des choses charmantes, monsieur le curé. Il l'a montré adroit, aimable, gracieux, autant que profond en son lan-

gage, se servant de l'inscription *au Dieu inconnu* des
Athéniens, avec ce bonheur oratoire qui devait si
bien attirer tout un peuple artistique ; puis, maniant
l'innocente louange avec tant de connaissance du
cœur, en s'adressant à ces Corinthiens et à d'autres,
qu'il fallait encourager pour les retenir dans une
voie si nouvelle pour eux. Enfin j'ai dû rougir en
pensant à la sottise qui m'a fait si souvent tourner
le feuillet de ses Epîtres sans les lire. Merveilleux
apôtre, si vous n'étiez qu'un grand homme, vous ne
me pardonneriez pas ; mais vous êtes un saint et vous
aurez pitié.

Avec quelle ouverture monsieur le curé disait
aujourd'hui les choses les plus édifiantes ! Quel
aimable mysticisme ! « La gloire de l'homme sur la
terre consiste à porter sa croix avec une sainte aisance,
en faisant du bien au prochain et en louant le Seigneur. »

« Il faut veiller sur soi sans en être trop occupé,
m'a-t-il dit à moi. Le sage et diligent voyageur veille
sur ses pas, et a toujours les yeux ouverts sur l'endroit du chemin qui est immédiatement devant lui.
Mais il ne retourne point sans cesse en arrière pour
compter tous ses pas et pour examiner toutes ses
traces. Il perdrait le temps d'avancer. Une âme
qui se laisse un peu mener par la main de Dieu,
doit veiller sur sa voie d'une vigilance simple, bornée
au présent, et sans inquiétude d'amour-propre.

» Celui qui adore et sert Dieu avec joie, sera bien reçu de lui, et sa prière montera jusqu'aux nues. Jésus laissa en partage à ses disciples sa joie et sa paix comme par testament. « Je vous ai dit toutes ces choses, afin que ma joie demeure en vous. » — C'est pour cela, mademoiselle, que les enfants de Dieu, les vrais enfants, sont toujours gais. »

Notes abrégées.

Idem.

Arrivée à Lucerne, descente sans choix à l'hôtel préféré de J.-J. Rousseau. Toilette sophistique de l'hôtesse ; les lits, de vrais sophismes. Salle à manger sur le lac ; terrasse où le sensible philosophe allait porter les miettes de son repas aux poissons. On dit que ce genre de grands hommes a toujours de tendres attentions pour les oiseaux qui volent dans l'air et pour les poissons qui nagent dans l'eau, et que leurs sentiments pour les âmes sont beaucoup moins développés.

Belle chapelle de jésuites, orpheline de ses pères. Il y a des hommes qui s'ingénient à se faire du tort à eux-mêmes en éloignant d'eux tous ceux qui pourraient leur faire du bien.

Embarcation sur le lac de Lucerne. Vues grandioses, pleines de beautés austères. Je me trouve bien petite devant tout cela qui n'est pas ce qu'il y a de plus grand dans la nature ; je me trouve bien grande,

puisque je puis admirer et, par la grâce de Dieu, mériter de voir un jour tout cela bien au-dessous de moi.

Le bateau est occupé par une population très-variée dans ses rustiques parures : coiffures en cheveux, malgré la fraîcheur de l'eau et de l'air ; tresses de toutes sortes, complétées par des rubans et de la mousseline, quand la chevelure est insuffisante, ou peut-être pour ajouter à la parure : toute élégance est relative. Ces figures sont honnêtes et recueillies. Ce sont des pèlerins et des pèlerines; la même intention les appelle sur notre voie; ils n'ont qu'un but, la bonne Vierge. Le soleil ou la brume, les rochers ou les collines, les montagnes ou les plaines se présentent sans attirer leurs regards. Outre l'habitude de les voir, ils ont l'indifférence de tout ce qui n'est pas Notre-Dame. Il y a aussi quelques touristes qui ont au contraire, pour but dominant, les excursions dans les montagnes; puis après, Notre-Dame. Ils ont un tout autre cachet et veillent à la moindre brise pour y opposer un vêtement chaud. Nos pèlerins vont nu-tête et sont sans précautions contre les intempéries. Dès qu'ils se mettent en route, ils prient; ils ne connaissent pas les hôtels, et tirent de leur sac un morceau de pain quand la faim les presse. Il y a bien aussi de singulières figures dans tout ce monde; mais je ne vois rien de ridicule dans la laideur des pauvres et des petits qui gardent leur simplicité,

tandis que nos élégants qui étudient la manière de
poser leur plaid ne me semblent pas avoir la permission d'être laids sans prêter à rire. J'en vois un
qui outre-passe cette permission, et qui, malgré
cela, paraît si satisfait de lui-même, que j'admire
son beau caractère, et je communique mon admiration à mon cher mentor : « Il me semble bien philo-
sophique de se contenter d'un tel visage. » Un petit
air réservé me remet à ma place, et je me repens
encore de cette joyeuse réflexion qui ne me paraît pas
du goût de la charité.

Idem.

Arrivée à Brunen, nous y trouvons une bonne vieille
demoiselle allemande qui nous aide à compléter le
personnel de notre voiture. Nous en sommes bien
aises, elle en est ravie et l'exprime avec de grands
compliments. Elle a en toute sa personne le style
de sa nation : politesse démonstrative, parure naïve et
compliquée de toutes sortes d'ornementations. Ses bras
sont chargés de bracelets qui paraissent y avoir été
oubliés depuis soixante ans, et une énorme plume
blanche fait le tour de son chapeau. Sans tous ces
décors je ne lui aurais donné que son âge; avec tout
cela, elle me paraissait avoir vingt ou trente ans de
plus. Ma grand'mère avait bien raison de dire qu'il
faut, pour s'habiller dignement, savoir quel âge on a.
Mais notre voyageuse paraissait excellente personne,
et si ma chère camériste savait que je ris de sa toi-

lette, je serais encore grondée. Eh bien! je n'y ferai
plus, quand j'aurai dit avec quel doux accent elle nous
enseigna l'hôtel du *Paon*, pour y faire notre séjour.

Charmant voyage en voiture découverte, chevaux
à l'allure de vainqueurs; de tous côtés châlets ra-
vissants, bouquets d'arbres, bouquets de fleurs; puis
collines, montagnes majestueuses, bois, vallées et
prairies, verdure de velours; calme de l'air, silence
de la nature; aucun bruit, pas même le chant d'un
oiseau. Ailleurs ce serait un charme de moins, ici
on ne le désire pas. Il est des harmonies qui se
passent de voix.

Voilà nos compagnons de navigation qui se retrou-
vent modestement à nos côtés, le chapelet à la main.
Humiliation qu'ils nous causent en cheminant ainsi
plus bas que nous. Cependant douce gaieté jusqu'au
temple de Notre-Dame; mais j'ai vu quelque part
qu'on ne gâte pas les choses graves pour les traiter
en souriant.

Six heures du soir. Arrivée à l'hôtel, tout en face
du beau temple de Marie. Ce n'était pas absolument
cela que m'avait représenté mon imagination; mais
quand nous sert-elle juste? un mot suffit pour lui
faire porter ses jugements et établir ses conjectures.
J'avais rêvé plus de solitude; mais ce sont les pèlerins qui la détruisent, car à quelques pas on la
goûte comme dans une Thébaïde.

On trouve dans notre hôtel une hospitalité douce

et pleine de convenance. Le service s'y fait sans bruit, avec un empressement tout naturel. C'est une tranquillité qui paraît imitée de la nature ; ou plutôt, c'est aussi une harmonie avec le saint voisinage de la chapelle.

Son enseigne seule me semble étrange. Je lui voudrais une inscription plus céleste, un emblème plus humble. Le paon est une si parfaite ironie de la vanité, qu'il me trouble et me fait peur partout où je le vois, ne serait-ce qu'en effigie. Nous sommes recommandés par la protection de notre amie de voyage. Elle est accueillie de cœur, et sans le petit vilain sourire dont j'avais peine à me défaire en l'abordant. Le souvenir de sa bonté domine tout sans doute. Cela me rappelle ce que dit Fénelon de l'innocence de certains esprits, qui tout en donnant un peu dans la bagatelle, valent bien mieux que les superbes. C'est autrement dit ; mais je n'ai pas le temps de chercher la beauté de l'expression. Je sens que j'ai peur de l'orgueil malin, et que je veux être bonne et polie pour tous ceux qui, sous quelques ridicules, peuvent cacher un cœur plus agréable à Dieu que le mien. Nous allons bien vite saluer Marie. Nos pèlerins nous ont devancés de bien des *Ave Maria,* qu'ils disent à haute voix, groupés par familles devant cette petite chapelle consacrée par Jésus-Christ. A nous l'honneur sur la route, mais à eux les premières places au pied des autels. Ils

15

allaient moins vite, et les voilà arrivés et placés
avant nous ; nous fendions l'air, et nous sommes loin
derrière eux : c'est juste év angéliquement. Pourtant
j'en ai de l'humeur ; car moi aussi, et mieux encore ma caravane, nous étions empressées de venir
dire à notre Mère : Nous voici, bénissez nous. Et
impossible d'aborder. L'église dans laquelle est la
chapelle consacrée, est bien vaste ; mais c'est là,
devant la statue miraculeuse, que tout le monde
veut prier. Les femmes ont envahi tous les abords.
Les hommes, à la vérité, y sont nombreux aussi. Eux,
ils se serreraient volontiers de quelques lignes ; mais
les pèlerines sont comme inhérentes à la place con-
quise. Je ressens vraiment de la colère, je ne suis
plus si édifiée, et je les appelle au-dedans de moi
rustiques égoïstes. En sortant je m'en plains avec
dépit ; je prétends qu'elles devraient être plus *hospi-*
talières. On me répond que l'église est le seul endroit où les femmes se sentent le droit de possession, que c'est leur paradis sur la terre, et que la
sainte la plus *polie* du ciel ne donnera pas à un
autre sa place près du bon Dieu. On se moque
de moi ; puis on ajoute que dans la maison du Père
céleste il faut être toujours très-humble et y accepter toutes les confusions. Tout cela m'est encore
bien difficile à comprendre et à pratiquer. Il faut
donc en faire l'objet de mes vœux à Notre-Dame.

8 septembre.

Nous espérions ce matin entrer dans la sainte chapelle ; mais c'est encore sur la pointe de nos pieds que nous entendons la messe, derrière les femmes qui ont illuminé partout où elles ont pu poser une bougie. Dans le seul coin où nous pensions pénétrer, se trouve agenouillé un homme colossal, vieillard aux épaules tellement vastes, qu'il tient la place dont nous eussions pu nous contenter à trois. Ce doit être un Suisse d'autrefois. Il me donne toutes sortes de distractions ; je pense aux différents styles d'architecture ; il me vient à l'esprit qu'à l'église je n'aime que l'ogival ; ces épaules me semblent de l'égyptien, du toscan. Je voudrais les pousser bien loin. Pourtant elles portent une belle tête, et je crois que la poitrine renferme un noble cœur, car jamais je ne vis prier avec plus de recueillement. Et moi, mon Dieu, sainte Vierge Marie, je n'ai pas encore bien commencé mon pèlerinage. Je ne vous ai encore rien dit de tout ce qui m'est si cher. Oh ! que de folies d'imagination avant de trouver un peu de véritable prière ! c'est que cette grâce vient de vous : donnez-la-moi, car je ne sais que me dissiper. Mes yeux distraits font d'abord la part de mon esprit, avant que mon âme subisse l'entraînement de votre voix qui cependant m'appelle de toutes manières.

Nous croyons profiter de la porte entr'ouverte de cette sainte chapelle ; y entrer est l'objet de toute notre ambition. Un religieux y introduisait deux personnes. Nous nous présentons pour les suivre de la manière la moins ostensible. On referme tout doucement la porte sur nous. Il n'est pas possible d'avoir plus poliment·un mauvais procédé. Cela ne m'indigne pas moins. Sûrement la maternelle Providence a toujours un peu d'ignominie au service des jeunes personnes qui ont beaucoup d'amour-propre dont elles ne veulent cesser de prendre soin. Où la supporter mieux qu'au pied du sanctuaire? Pourtant je ne me souciais pas de celle-là. « Combien dans les fêtes du monde, chère fille, il vous faudrait dépenser de patience et parfois souffrir de refoulements avant d'arriver au but! » me dit tout bas à l'oreille le mentor.

Nous prenons le parti d'assister à une des nombreuses messes qui se célèbrent successivement aux autels collatéraux par les religieux bénédictins. Après m'être recueillie et avoir demandé pardon à Dieu de mes nombreuses distractions et des impatiences intérieures qui les ont suivies, je me joins à la foule qui· se présente à la sainte table. Même jour, grand'messe en musique un peu bruyante. Foule tellement compacte que l'on peut à peine trouver place pour s'y établir sur le petit pliant que notre hôte attentif a prêté à chacun de nous. L'humble

recueillement de tous mes voisins me fait envie, et
je me sens la jalouse ambition de prier comme eux.
Oh ! quoi de plus digne de nos vœux que le don de la
prière ! Mon Dieu ! pensais-je en pleurant amèrement,
je sais, en fait de *science*, quelques mots de plus
que ces bonnes gens, que ces jeunes filles, que ces
femmes; et peut-être ce léger savoir, parce qu'il
nourrit mon orgueil et me fournit l'A B C du raisonnement, peut-être est-il la cause que vous me
regardez bien longtemps après eux et avec le coup
d'œil du reproche. « Heureux celui que la vérité
instruit elle-même, non par des figures et des paroles qui passent, mais en se montrant telle qu'elle
est ! » Que mon âme était alors mal à l'aise ! Combien j'aurais voulu la trouver humble et suppliante !
et je la trouvais sous l'épreuve, voulant absolument la
piété des fidèles qui m'entouraient. Tout inquiète de
mon avenir spirituel, que de fois, comme ce pauvre
roi agité de la résolution qu'il avait à prendre, je
m'entendis jeter le cri de son angoisse et de la
mienne. « Mon Dieu, je te supplie qu'il te plaise me
donner aujourd'hui le conseil de ce que je dois
faire pour la conservation de mon royaume, et que
le tout soit à ton honneur et à ta gloire ! »

Mon Dieu ! que de vertus manquent à mon âme !
Pourtant ma bonne et pieuse mère n'a laissé approcher de mon oreille que des voix amies, de mes
mains que des livres excellents; tout ce que j'ai

15*

étudié n'a pu que me faire aimer Dieu davantage
en me le faisant mieux connaître. La faute est tout
entière à moi seule. Je veux m'humilier ; pardonnez-moi, Seigneur, et donnez-moi l'onction de votre
grâce... Mais cette humiliation n'en était-elle pas une
déjà ?

9 septembre.

Enfin, M. le curé, notre compagnon de voyage, a dit
sa messe dans la petite chapelle, après en avoir
obtenu l'entrée pour nous. Je me sens un peu plus
contente de mes dispositions. Il me semble pouvoir
constater un bon mouvement d'humble regret au
moment de profiter d'une faveur qui pouvait être
désirée par ce peuple beaucoup meilleur que moi
sans doute. Je m'en suis consolée en reconnaissant
l'impossibilité de la partager avec tant de monde,
et me rappelant cette réflexion, qu'il faut toujours
que le bon Dieu permette, pour les âmes faibles,
quelques-unes de ces concessions dont savent se
passer celles qu'il a déjà fortifiées par de plus
grands bienfaits.

Il était bien doux de communier à cette sainte
table, et l'office des Pères, chanté avec des notes
si religieuses, et entendu de ce lointain, m'a fait
imaginer les concerts angéliques. Déjà j'ai entendu
un peu de belle musique dans le monde. Mais,
mon Dieu ! à quelles cordes répondait-elle le plus
souvent en mon cœur ? Et si je n'avais un peu appris

à refouler à leur naissance les sentiments qui m'éloignent de vous, où serait déjà ce pauvre cœur pour avoir goûté quelques accents de ces compositions où l'on s'inspire à l'oubli de vos droits et de votre gloire?

Là j'ai senti que la musique, cette parole divinisée, dérobée au ciel, est l'écho d'une patrie meilleure destinée à nous en rappeler le souvenir.

Là j'ai senti que seules les harmonies religieuses disent toujours *Sursum corda*.

Là j'ai regretté que toutes les affections de la terre aient leurs cantiques, et que Dieu ait si rarement les siens, ou qu'ils soient abandonnés à des lèvres inhabiles, dédaignées, mercenaires.

Là j'ai senti aussi l'étonnement douloureux à la pensée que Dieu soit le plus mal servi des maîtres, qu'il le soit bien plus souvent par crainte que par amour.

Après notre repas du matin, visite du couvent des Bénédictins dans les bâtiments extérieurs. Nous avons bien admiré l'antichambre des pièces destinées à l'hospitalité, et ce joli plafond entouré d'une liane de verdure qui court, qui monte, qui descend et entoure toute cette pièce en vous laissant l'embarras d'en découvrir la tige primitive. Cette gracieuseté me charme, et je projette de l'introduire dans mon petit chez moi. Mais il y a des choses qui ne sont jolies qu'aux lieux où elles sont nées et près de ceux qui les ont imaginées.

Quelle tenue de maison ! Les chambres destinées
aux étrangers sont vraiment d'une propreté céleste.
Qui pourrait croire que tout cela se fait sans la main
des femmes ? Il n'y a vraiment, il me semble, que
l'éducation d'un noviciat qui puisse assouplir les facultés humaines de manière à produire de si différents
prodiges de l'obéissance et de la charité : ici des
hommes qui peuvent arriver à cette patience et à
cette poésie de détails; ailleurs des femmes qui
peuvent sans terreur courir sur un champ de bataille
pour y panser les plaies du soldat. Vous avez raison,
monsieur le curé, quand vous dites que le temps des
miracles n'est pas passé, que ce n'est que la forme
qui en est différente.

L'après-midi, visite à un modeste couvent de bé-
nédictines, abrité d'une solitude profonde comme
celle d'une véritable Thébaïde. Nous avions grand
désir de saluer ces bonnes petites religieuses, ne serait-ce qu'avec un *Pax vobis*; elles sont toutes
allemandes. Quels obstacles aux communications que
ce châtiment de la confusion des langues! Tous ces
grands malheurs des premiers temps ont vraiment
jeté bien de l'embarras sur la pauvre humanité. Mais
nous apprenons qu'une religieuse sait le français.
Tout heureux, nous nous précipitons à la sacristie
pour lui parler. Elle ne nous donne guère de notre
langue que des mots; cependant nous comprenons.
Ce langage est bien naïf; mais les âmes s'entendent

parfois à peu de frais de paroles ; et puis il s'harmonise avec le modeste trésor du sanctuaire. Quelles richesses ! On respire vraiment ici comme un parfum de Bethléem, en voyant la satisfaction de cette petite religieuse qui nous montre les plus pauvres reliques du monde quant à l'enchâssement. La valeur n'en est pas là, et c'est avec un respect plein de foi qu'elle les étale à nos yeux étonnés de tant de simplicité, de pauvreté et de contentement. Nous nous associons à la communauté de prières de ces chères adoratrices du Saint-Sacrement, et nous quittons à regret leur paisible demeure. Longtemps nous demeurons assis sur un banc de pierre peu éloigné, posé au bord de la prairie voisine. Aucun bruit n'y arrive. On se croirait là tout seul dans la création : « Qu'il fait bon ici ! s'écrie mon amie. O esclavage du monde , que l'insolence humaine n'a pas de honte de nommer liberté, pourquoi faut-il aller si vite reprendre vos chaînes ?... Mais sous tous les ciels peuvent s'élever des nuages ; en voilà un bien léger ; il est probable pourtant que, comme tous ceux de ce pays, bientôt il aura pris de l'intensité. Partons. Adieu, âmes simples et pures, qui ne savez que prier et aspirer à la patrie céleste ! n'oubliez pas, dans vos ferventes adorations et le calme de votre solitude, les pèlerins associés qui s'en retournent en un exil plein d'ennui et d'épreuves. Adieu , charmantes merveilles de la nature. Maître du ciel, qui nous les avez données,

vous pouvez seul nous garder quelque chose de plus beau. »

Départ par un temps admirable, après tous nos adieux et notre recommandation à Notre-Dame des Ermites.

Il y a toujours une pensée triste dans les terminaisons de voyage. J'aime bien un peu de changement, mais c'est avec émotion que je dis merci et au revoir à de bonnes gens que je n'espère plus, rencontrer ici-bas.

Le retour a lieu par le lac de Zurich, joli et charmant, mais moins expressif que celui de Lucerne. Il conduit bien à la ville qui porte son nom. Cité toute luxueuse, où les étalages des magasins sont pleins de séduction, la toilette des femmes toute pleine de recherche, les rues sillonnées d'équipages. On dirait que les petits enfants y font tous le leur ; on les promène en d'élégantes calèches ; il semble qu'ils y prennent déjà les poses du sensualisme et d'une certaine superbe. Je n'y vois qu'une seule église catholique où la sainte Vierge n'a pas son image, et dont le sacristain, servant la messe, réduit le *Confiteor* à trois ou quatre mots latins prononcés à moitié en son jargon allemand. Le bon curé nous fait les honneurs de la localité d'une manière toute charitable. Il paraît bien bon et bien élevé. Son ministère tout plein de difficultés doit lui valoir une mission

au Turkestan, et s'il n'a pas encore de tableau en
l'honneur de Marie dans sa petite paroisse d'ailleurs
si bien tenue, c'est qu'il attend tout de la générosité
de son troupeau trop peu nombreux.

                                        11 septembre.

Départ de Zurich. Le temps devient très-laid. C'est
une vicissitude bien sentie par le voyageur dont toutes
les espérances reposent sur la sérénité du ciel. Mais
comme toutes les autres, elle a son but moral, sans
doute :

> ... Quand sur cette mer on vogue à pleines voiles,
> Qu'on croit avoir pour soi les vents et les étoiles,
> Il est bien mal aisé de régler ses désirs ;
> Le plus sage s'endort sur la foi des zéphyrs.

Volontiers j'eusse été jusqu'au bout du monde. Le
terme si rapproché de notre voyage m'attristait le
cœur, et je déplorais la vitesse qui hâtait le retour
malgré mes vœux. La pluie vint les déconcerter sans
toutefois y mettre fin. Ma digne amie, beaucoup
plus sage que je ne le désirais, voulait d'un trait en
finir avec ce beau voyage, en dépit du projet qui
était fait d'aller voir certaines curiosités non loin de
là, fleuve, chute, cascades. J'obtins qu'on réali-
serait au moins la moitié du projet, objectant que si
la pluie peut arriver après le beau temps, il est reconnu que le contraire peut aussi avoir lieu. Pour
mieux l'espérer, on modifia religieusement le but, et

l'on décida qu'on irait dire ses prières du soir dans
la belle cathédrale de Fribourg en Brisgau. Bien
nous en prit, car le ciel cessa de bouder; le lendemain il était d'une beauté resplendissante, et nous
pûmes admirer la magnifique église et son ravissant
portail par le soleil le plus brillant du monde; puis
l'aspect de la ville posée à ses pieds, du haut de
cette jolie promenade d'où l'on découvre tout autour
de soi les plus charmants points de vue sur les vallées
du Rhin. « Ce bâtiment, nous dit une personne de
la ville, est le temple protestant, ancienne église
d'un couvent, transportée pierre à pierre et recons-
truite à la place où vous le voyez. — Certes voilà un
vol avec effraction colossale, et qui a dû laisser le
temps de crier *aux voleurs.* » Je dus me mordre les
lèvres d'avoir si vite dit cette parole; par un avertis-
sement du regard, ma chère maîtresse me fit entendre que le cicerone qui nous accompagnait était
protestant; elle l'avait reconnu à l'inflexion de cette
voix qui nous renseignait au sujet du temple. Dans
mon étourderie, mon empressement peut-être à dire
un bon mot, j'avais parlé d'une manière blessante
à cette inoffensive personne qui n'était pour rien
dans le vol. Je lui dois bien une prière pour cela.
Mon Dieu, ne permettez pas qu'elle perde cette bonne
foi qui peut justifier son cœur, ou faites-lui comprendre que, rentrant en notre bercail, elle retourne
à la foi de ses pères.

Le plus touchant souvenir de mon séjour à Fribourg, c'est la sainte messe, dite par l'évêque, âgé de quatre-vingts et des années. Jamais je n'oublierai ce vénérable vieillard montant à l'autel soutenu par ses deux jeunes acolytes. Arrivé près du tabernacle, il trouvait un accent si plein de foi et d'amour, qu'on eût dit que son âme allait s'échapper de sa frêle enveloppe, dans son impatience de s'unir à son Dieu. Oh! comme on y sentait la foi du confesseur, de celui qui aime mieux souffrir l'exil, la prison et la mort, que de trahir le moins du monde la sainte Eglise.

Par ignorance de la langue, il y eut un moment de tel embarras que nous désespérions de nous faire comprendre pour obtenir les renseignements toujours nécessaires à celui qui voyage dans l'inconnu. N'ayant pas l'adresse de l'aumônier des prisons à qui nous voulions parler, nous pensâmes bien faire d'aller à la geôle, croyant apprendre là ce que nous voulions savoir. Le geôlier ne comprit rien à notre démarche, et il eut la lumineuse idée de nous amener un pauvre prisonnier soi-disant français et qui allait tout de suite s'entretenir avec nous. Ce pauvre malheureux, en notre présence, n'eut pas une syllabe à notre disposition; je ne sais d'ailleurs si nous aurions eu plus de succès en une autre langue; il avait l'air d'une espèce de crétin. Rien dans ses yeux n'exprimait le moindre désir ni le moindre regret en notre faveur.

Voyant si peu de réussite à sa première idée, le
geôlier rêva un instant, et soudain son gros visage
s'illumina d'une autre inspiration. D'un air parfaitement satisfait et tout à la fois surpris de n'y
avoir pas songé plus tôt, il alla détacher de la muraille
une petite ardoise avec crayon, et nous les apporta,
pensant avoir trouvé le vrai moyen de nous mettre
en communication. Comme nous n'étions sourds-muets
qu'en allemand, et lui qu'en français, je partis d'un
éclat de rire, et notre homme tout confus rattacha
son ardoise, bien étonné de si peu nous contenter,
malgré tant d'ingénieux moyens ; et je crois bien qu'en
nous reconduisant il avait de notre intelligence un
certain sentiment de pitié.

13 septembre.

Quoi qu'en dise cette respectable amie, j'ai eu bien
envie de critiquer la belle jeune fille qui ce matin,
voyageant près de nous, avait une pose si prétentieuse,
si peu gênée et si gênante, que ses parents entouraient
comme une idole, qui de leurs yeux l'encensaient
presque sans relâche, ne cessant de l'admirer que pour
lui donner des bonbons à sucer ou des gâteaux à
manger. Elle me faisait l'effet d'une de ces divinités
dont la consommation était si considérable. — Mais
telle est la bienfaisante inconséquence de la charité,
qu'elle ne veut point qu'on se moque impitoyablement des défauts dont elle recommande tant la correction. Cependant on voit de singulières gens en

voyage; parfois on croirait être au milieu d'une ambulance de fous. Il y avait aujourd'hui, à table d'hôte,
des jeunes personnes, sans doute des romantiques,
qui me paraissaient cacher leur sensualité sous des
airs de dédaigneuse indifférence; se plaignant de
beaucoup de choses, faisant comme si elles ne voulaient de rien, elles finissaient par prendre et par
manger les meilleurs et les plus gros morceaux. Et j'ai
entendu un voyageur dire à un autre : « Vraiment, les
jeunes filles d'à-présent ont les défauts de tous les
âges. Notre siècle et l'éducation qu'on y fait les rendent vaines, coquettes, gourmandes et avares. »
Combien cet éloge de mon âge m'a rendue confuse! Si
j'ai tous les défauts de mon temps, certes le tort
n'en est point à mes éducateurs, et il doit peser
fort sur ma conscience.

Quel dommage de revenir! pourtant je suis bien
heureuse de revoir mes bien-aimés parents, ma bonne
mère!

Nous avions encore monsieur le curé avec nous;
il y avait aussi dans notre wagon deux messieurs qui
paraissaient fort bien élevés. On causa d'une manière
très-intéressante. On parla de respect humain. Le
monsieur qui occupait la droite de monsieur le curé,
convint que c'était le grand obstacle aux manifestations de la foi chez la plupart des hommes. « Eh!
mon Dieu! oui, exclama notre vénérable conteur,
ils ont la bravoure de tous les combats à feu et à sang;

ils sont pusillanimes quand il s'agit de la plus petite
raillerie. Il était une fois un général qui avait valeu-
reusement brillé dans nos campagnes les plus chaudes,
et qui vint un jour me trouver tout haletant. Il était
pâle et défait, et après avoir balbutié le salut d'usage ,
la main sur la poitrine, il me dit : « Monsieur le curé,
il y a cinq ans que je porte là écrite ma confession
générale, sans avoir la force de la lire, comme le
prescrit l'Eglise ; mais il faut en finir. » Et la chose se
fit. » Mais, monsieur le curé, ce n'est pas tout. Après
ceci doit venir la communion qu'on ne saurait faire à
huis-clos... Mais il faut en finir, « répétait-il toujours
avec l'accent d'une exhortation au courage.... Quel
jour faut-il communier pour qu'il y ait le plus de
monde? — Général , le jour de Pâques. — Je le ferai
le jour de Pâques. »

» Quelques heures après, un petit billet tout
embaumé de foi et de courage chrétien, me demandait
si je ne trouverais pas bon qu'il communiât à la
messe haute de ce grand jour. Le général ajoutait
comme toujours qu'il fallait en finir , et s'expliquer
enfin avec ce public auquel il m'invitait à dire, toutes
les fois que j'en trouverais l'occasion, combien les
plus braves sont peureux devant ce terrible ennemi
du respect humain qui devrait pourtant rester à l'état
de fantôme dans l'esprit des hommes les moins vaillants. Il communia seul, à la messe haute, comme il
me l'avait demandé ; et le soir, venant me commu-

niquer ses impressions, il m'assura que pas un fil de sa chemise n'était resté sec. C'était tout autre chose qu'à Waterloo; c'était une tout autre bravoure, c'était une tout autre gloire. »

J'aurais voulu que tous les hommes à *respect humain* fussent là. Cette histoire était si joliment racontée et si vivante sur les lèvres de ce saint prêtre !... Oh ! qu'il fait bon en voyage avec ceux qui aiment Dieu et qui en parlent si bien !

Il est vrai de dire et encore plus facile de sentir « que Dieu réside dans les âmes, et que l'empreinte de son doigt sur un esprit le révèle mieux encore que les vestiges de ses pas dans la nature. »

Le goût de l'anecdote gagna bientôt d'autres voyageurs. C'était un courant d'idées si bonnes et si salutaires, que je me crus de nouveau être à ma pension ou dans le petit cercle de ma mère. On parla lecture d'une manière bien instructive et toute morale, et l'on appuya sur la nécessité de ne mettre dans les mains de la jeune fille que des ouvrages sages, fortifiants, chrétiens et parfaitement purs. Mon amie déplora la difficulté de trouver de bonnes compositions pour cet âge qui suit l'enfance et où le choix de la nourriture intellectuelle est si important. Puis on en vint à parler de ce qu'il faut de prudence, de piété et de lumière pour bien diriger la jeunesse même dans ce choix de bonnes lectures.

Je n'ai rien dit d'une dame âgée que j'avais supposée

d'abord trop insignifiante pour me réjouir de son
voisinage. Une réserve pleine de dignité et de douceur l'avait tenue silencieuse; mais il était facile de
voir l'intelligent intérêt qu'elle prenait à la conversation; et je n'oublierai pas non plus la grâce et
la force de sentiment religieux avec lesquelles elle
appliqua au sujet sa charmante histoire, et de quel
bon regard elle semblait me l'adresser. En était-elle
l'héroïne, ou était-ce seulement une personne de sa
connaissance? Je ne sais, mais toujours est-il qu'elle
sut y mettre le charme qui attire et qui soutient
l'attention. En l'écoutant, je tâchais de sténographier
en moi-même la grâce de sa diction; mais si le mot
à mot se retient par l'habitude, ce je ne sais quoi
qui charme le cœur et l'oreille ne se redit point.

« Je cherchais je ne sais quel volume dans la
bibliothèque de mon père, quand un livre que je ne
connaissais point me tomba d'abord sous la main. Je
l'ouvris machinalement, c'était l'*Imitation de Jésus-
Christ*. Je ne puis dire, mademoiselle (c'était bien
à moi qu'elle s'adressait), ce qui se passa dans mon
âme à la lecture des premières pensées sur lesquelles
tombèrent mes yeux. Je croyais avoir fait toutes les
acquisitions religieuses possibles à mon âge, et pourtant je n'avais point encore essayé de réfléchir sérieu-
sement aux vérités de la foi; l'A B C de la spiritualité
était pour moi science et mystère. Quand je vis : « La
» souveraine sagesse est de tendre au royaume des

» cieux par le mépris du monde. Vanité donc de sou-
» haiter une longue vie et de ne pas songer à bien
» vivre.

» Personne au monde n'est exempt de tribulations
» et d'angoisses.

» C'est un grand honneur et une grande gloire
» de vous servir et de mépriser tout à cause de vous,
» mon Dieu.

» Apprenez à quitter pour l'amour de Dieu l'ami
» le plus intime et le plus cher.

» Aimez toujours à avoir moins que plus, cherchez
» plutôt la dernière place que la première.

» La nature recherche les choses curieuses et
» belles, et abhorre ce qui est vil et grossier.

» La grâce se complaît dans les choses simples et
» humbles, ne dédaigne point ce qu'il y a de plus
» rude, et ne rougit pas de se vêtir de haillons. »

» Quand je vis tout cela, mademoiselle, et tant
d'autres choses, il me sembla que ce langage tombait
directement du ciel dans l'oreille de mon âme, et
moi aussi je sentais qu'il n'était pas possible de
trouver rien d'aussi digne du cœur humain après
l'Evangile. Ce langage, tout austère qu'il était, me
sembla la vérité, et je livrai mon âme à des impressions pour lesquelles je la sentais faite. Ce qui exerçait
mon intime curiosité, c'était de savoir pourquoi
mes parents ne m'avaient pas parlé de ce livre. Mon
père m'avait fait lire tous les grands sermonaires du

dix-septième siècle. Il les admirait bien plus dans la
sublimité de leur morale que dans celle de leur éloquence. Tout cela entrait dans l'éducation de mon
temps, mademoiselle. Bien croire, bien prier et bien
lire, c'est-à-dire bien choisir et bien goûter ses
lectures, était les fondements de cette éducation
d'autrefois. Le *Discours sur l'histoire universelle*, de
Bossuet, avait été comme le sommaire de mes petites
études historiques; j'avais suivi ce doigt de la divine
Providence conduisant tous les peuples selon ses desseins; je l'avais vu les mener et les amener à ses fins,
tout en leur laissant la liberté de leur politique.

» Bien des fois j'avais entendu mon père redire cette
parole en voyant des hommes et des livres chrétiens.
« On n'est heureux qu'à ces conditions et avec ces
sentiments-là. » Le sublime religieux avait seul le
pouvoir de le transporter, et pourtant il ne m'avait
pas désigné l'*Imitation* comme méritant les hommages
de notre âme; il ne m'en avait rien dit. Pourquoi
cela? Plus je feuilletais ces magnifiques pages, moins
je pouvais m'expliquer cet oubli ou cette exclusion.
Enfin le volume fut emporté furtivement dans ma
chambre, et parfois m'y retint si longtemps, par
ce charme mystérieux qui répond à la vie spirituelle,
et sous lequel vous vous êtes sans doute déjà trouvée,
mademoiselle (et alors cette vénérable dame jeta
un coup d'œil sur le petit volume qui sortait un peu
de mon sac); il m'y retint si longtemps, que mes

absences furent remarquées; car mes parents, tout
en me laissant une certaine liberté, me surveillaient
avec vigilance. Mon larcin fut découvert, et je crus
voir que dans leur sagesse religieuse ils avaient jugé
à propos d'attendre de moi assez de raison et de
piété pour me donner ce livre. Je fus blâmée, non de
l'avoir lu et admiré, mais de m'en être emparée sans
permission. On me l'enleva pour me punir, et mon
âme en fut émue jusqu'aux larmes. Mais vint le
moment de me le rendre, le moment du mariage,
celui des grands devoirs, et pourtant trop souvent
celui des grands oublis de Dieu. L'*Imitation* fut le
premier livre de ma bibliothèque. Depuis il m'a suivie
partout, et en toutes circonstances j'ai pu reconnaître
qu'il ne m'avait pas trompée en me parlant du néant
des choses humaines. »

Je ne me lasse pas de répéter *qu'il fait bon* avec
les âmes cultivées en Dieu; mais comme elles pourraient encore jusqu'à un certain point nous le laisser
oublier, parce qu'on ferait volontiers sa tente pour
demeurer avec elles sur cette terre, le bon Dieu ne
nous les accorde que fort temporairement. Ce sont
des notions vivantes de sa bonté, et des effets de sa
doctrine, dit le mentor. Elles nous instruisent et nous
consolent, mais ne doivent jamais nous abuser :
voilà pourquoi l'usage n'en est accordé que dans
l'ineffable mesure que la divine Providence apporte
à toutes les joies permises.

C'est quelque chose de divinement sensé que toutes les folies de la croix, mon Dieu!

Mais que de travail il faudra faire sur mon pauvre cœur pour l'établir sous la puissance de cette souveraine sagesse qui nous gouverne toujours envers et contre nos désirs déréglés!

. . . .

. . . .

Vraiment, si j'avais le talent d'écrire (ce dont le Ciel me préservera, j'ai tout lieu de l'espérer), je trouverais bien commode l'application de cette devise d'un journal que ma grand'mère parcourait parfois:

> Au peu d'esprit que le bonhomme avait,
> Celui d'autrui par complément servait:
> Il compilait, compilait, compilait.

Et l'on voyait le rédacteur entouré de livres et de matériaux de tous genres où il puisait de quoi dire à ses lecteurs.

Combien en voyage, entourée de personnes qui ont lu, vu et réfléchi, j'ai senti mon insuffisance de jeune fille! Qu'il était doux d'écouter! qu'il est encore agréable de se rappeler tant de sages idées des esprits mûris par l'expérience! Vraiment, si nous n'aimions pas tant notre propre intelligence, je pense que nous serions plus reconnaissants de l'avantage qu'il peut y avoir pour nous à profiter de l'esprit et de l'instruction des autres. Mais que souvent j'ai la

folle vanité de parler au lieu d'écouter ! Cependant
l'esprit n'a jamais le même âge que la figure ; et c'est
parce que je suis jeune, qu'il faut souvent me taire
pour laisser la parole aux personnes qui peuvent
mieux dire parce qu'il y a plus longtemps qu'elles
pensent.

L'immuable loi par laquelle tout finit, nous fit entendre trop tôt l'heure de la séparation.

Tout finit. Oh ! comme cela attriste profondément,
quand il s'agit d'une joie où le cœur a si bonne
part sans que la conscience ait à en souffrir !

. . . .

13 septembre.

Il est bien vrai que l'amour du soleil et des
fleurs, s'il n'était modéré, diminuerait bien vite celui de la croix. Comme on la perdrait de vue ! J'avais
besoin d'entrer dans une église pour revoir cet adorable signe après lequel mon âme trouvait le temps
long.

O croix précieuse ! que j'aime à te trouver sur mon
chemin, en voyage ! A toi de régler mon imagination, mon esprit, mon cœur, mon âme tout entière.
Non, tu n'es pas le signe de la folie ; car sans toi je
n'aurais pas de raison. Bénie soit la main qui te place
partout où doit passer un mortel.

. . . .

Oui, il est bien vrai aussi que tous les sentiments

qui nous viennent de l'ordre et de l'harmonie de
l'univers composent bien au cœur une flatteuse émotion, mais qui ne saurait lui dire précisément et
constamment à quel point Dieu réclame notre hommage et notre amour, à quel point il est saint, il est
juste, il est bon, à quel point il veut que nous le
soyons, et par quel moyen nous pouvons le devenir.
« La nature même nous détourne en un sens de son
auteur, si nous n'y prenons garde. » Et j'ai lu que
saint Paul disait : « Ce n'est que fortuitement et à
tâtons que nous y rencontrons Dieu. Ce Dieu inconnu, continuait l'Apôtre, c'est ce Dieu que je
viens vous faire connaître. » Et il leur prêchait Jésus
crucifié.

16 septembre.

Béni soit le bon Dieu, bénie soit la sainte Vierge!
toute ma famille est en bon état. Il faut si peu de
temps à la Providence pour nous éprouver, qu'après
quelques jours d'absence on sent au retour l'inquiétude de ce qui peut être arrivé dans sa famille. Aussi
le cœur bat de bien des émotions en présence et au
bruit du cordon de sonnette. Quoique je sache que
ma bonne mère a mis dans l'éducation de ses gens,
de ne jamais se charger d'annoncer aux arrivants les
nouvelles de la maison, il y avait tant de certitude
dans le ton de la fidèle *Jeanne* quand elle eut à
répondre à la question toute haletante : « Personne
n'est malade ? » que mon cœur bien vite se calma.

Merci, chers anges gardiens de mes parents qui les avez si bien protégés !

Je fus déconcertée en trouvant près de ma mère une de ces personnes qui semblent vouées à l'importunité et qui arrivent toujours au moment où on les redoute. J'avais tant de choses à dire à ma bonne mère toute seule, puis à mon bon père, et il est si mortifiant de se borner aux choses communes, au lieu de dire les pensées de la confiance et de l'affection ! Aussi mon premier mouvement fut-il peu aimable. Je dus en recevoir ensuite une salutaire leçon sur la surveillance qu'il faut apporter à ce premier mouvement parfois si pénible à ceux qui ont besoin de la spontanéité d'un bienveillant accueil. Ma mère termina en me rappelant ce mot d'une femme qui appliquait sa foi dans tous les détails de la vie : « On a ses ennuyeux comme on a ses pauvres, il faut aussi leur faire la charité. — Oui, chère maman, mais vous savez que les pauvres préférés sont les pauvres honteux que l'on va trouver soi-même. — Oh ! mon enfant, trop souvent ceux-là sont oubliés, et feraient notre condamnation au dernier jour, si Dieu n'avait la paternelle attention d'en envoyer d'autres jusqu'à nous. Qui irait trouver les ennuyeux ? — Oh ! c'est très-vrai, ma mère.

Nous possédons pour deux jours cette chère amie qui me remet à la maison paternelle ; c'est bien peu, mais cela m'aide à finir plus doucement avec mon

bonheur; et puis sans doute ceux qui ont du cœur
et de la foi ont toujours à faire au profit des autres;
et tant de misères ont senti son absence, qu'il faut
bien la laisser aller où la Providence la rappelle.

30 septembre.

Oh! Seigneur, est-ce que je prendrais votredoc
trine pour un poëme? Depuis quelque temps je vous
aime dans l'inaction et dans l'oubli de vos autres
enfants, mes frères qui souffrent et qui gémissent. J'ai
observé la première partie de la loi : je vous ai aimé
dans vos œuvres, dans les consolations, les épanouissements intérieurs; je vous ai aimé d'un amour
poétique en négligeant la plus *poétique* des vertus :
la charité. Pardonnez-moi, mon Dieu.

Idem.

Ce matin, mon père détachait un certain nombre
de ces feuilles que l'on aime avec tant d'affection,
de ces morceaux de papier qui valent de l'argent.
Je me suis approchée en lui disant : « Que vous êtes
heureux d'avoir de ces jolis petits papiers ! S'ils
étaient à moi ! — Qu'en ferais-tu ? » Il y avait dans
cette interrogation un tendre désir de m'entendre
exprimer un « Ce que je ferais ! — Je tâcherais de
m'en servir de manière à attirer sur nous toutes les
bénédictions d'en haut. » Mon père n'a pas trop
goûté ma pensée. La grâce ne parle point encore

en lui; mais je suis contente de lui en faire parfois
entendre le langage pour y habituer ses oreilles.

Ce qu'a dit hier Mme A... dans la conversation. — Ce que lui a répondu notre pasteur.

« On a bien peu le temps de s'occuper de soi ou
des siens : comment trouver celui des œuvres de suré-
rogation ? »

— « Madame, on peut toujours trouver plus de
temps qu'on n'en trouve, comme on peut toujours
donner plus qu'on ne donne. Argent et temps ont
beaucoup d'analogie dans leur destinée. Ne refusons
jamais le pauvre, ne repoussons jamais rien, et nous
suffirons à tout. »

Puis Mme A... dit qu'il ne fallait pas mettre tant
de pusillanimité dans la direction des jeunes personnes. Elle prétendait ne pas comprendre qu'on
leur fît peur d'un livre ou d'un plaisir du monde.

— « Madame, on ne saurait prendre trop de
précautions contre le mal, afin de n'avoir pas à le
guérir. » De nouveau elle fit l'éloge d'un ouvrage
romantique, des beaux sentiments et des jolies idées
qu'elle y trouve. — « Oh ! madame, autant la charité
pratique sanctifie l'âme et ennoblit le dévouement
des jeunes personnes, autant une sentimentalité
spéculative leur séduit le cœur et les laisse loin de
la vertu et de la véritable sensibilité. Déjà, madame,
vous avez pu voir que la jeune fille qui lit un peu

habituellement le roman, même le meilleur, cherche
à devenir une héroïne de ces fictions chéries. Elle en
copie les défauts, les passions et les vices, à ce
point que bientôt non-seulement elle nous donne le
triste spectacle de ses misères de jour en jour plus
laides, mais encore celui des défauts et des ridicules
de l'héroïne imitée. De plus, la sensiblerie a bientôt
tué en elle la sensibilité vraie, et vous la voyez se
retrancher dans l'égoïsme de sa vanité ; elle ne songe
qu'à elle, ne voit qu'elle, n'aime qu'elle, et peut
vivre en famille et en société, dans les peines et
les soucis de tous, avec le seul sentiment de sa personne. Croyez-moi, madame, c'est au cœur de Dieu,
et par la morale qui en découle, que se forment les
véritables sentiments et que se prend le parfait *bon
genre.* »

16 octobre.

**Un beau chapitre de morale dont je n'ai pris que
l'épigraphe.**

Ouvrez aux malheureux vos bourses et vos cœurs,
O femmes !... votre main n'est pas seulement faite
Pour nouer des rubans et des bouquets de fête,
Dieu la fit avant tout pour essuyer des pleurs.

Toute l'*esthétique* de la religion est dans la pratique des vertus chrétiennes : c'est le beau à la
portée de tout le monde. (Le mot savant est de
mon frère, l'idée est de ma mère.)

On nous a dit aujourd'hui de bien excellentes
choses au sujet des ouvroirs de charité, sur l'importance de rendre édifiantes toutes les circonstances
qui concourent à une bonne œuvre. On prétend
qu'il y a de ces réunions (en Barbarie peut-être)
où l'on travaille pour la charité en parlant contre
la charité, et où l'on fait des lectures équivoques.
Maman dit que c'est reprendre à Dieu plus qu'on ne
lui donne, et que c'est une *anomalie* qui fait bondir
le cœur.

Souvenirs d'une retraite.

21 octobre.

« J'ai fait une revue générale. J'ai été sincère, je
n'ai rien déguisé, rien accommodé à ma vanité, »
disait après sa confession un des plus fiers génies
de notre siècle. Et comme lui je continue sans autre
comparaison : « Je ne triomphe pas, je n'en ai pas
sujet, mais j'en éprouve une véritable satisfaction ;
j'ai fait ce qui dépend de moi ; je suis rentrée dans
l'ordre, et je me suis résolue à n'en plus sortir. »

Mon Dieu, quelles que soient nos fautes, après
une conversion, il faut vivre soumis, repentant,
reconnaissant, et renvoyer l'irréparable à la miséricorde divine.

Dans ma dernière retraite, malgré le trouble que
j'avais d'abord éprouvé, j'avais été saisie par l'édification de l'entourage, et pénétrée de cette pensée :

17

qu'une bonne religieuse, fût-elle occupée au chœur,
à la classe, à la cuisine ou à l'étable, avait constamment sur moi la supériorité absolue que donne l'intention permanente et toujours actuelle de tout faire
pour Dieu.

Cette année, je l'ai mieux sentie encore cette supériorité; j'y ai consenti plus facilement, j'en ai
éprouvé plus de satisfaction pieuse. *Bon gré mal gré,*
le bon Dieu m'a peut-être faite un peu meilleure. La
grâce est si gratuite et paraît si décidée à me faire
du bien! Le monde qui a des femmes vouées à ses
chants profanes, me semble bien borné et bien in-
juste de ne pas comprendre et de ne pas permettre
qu'il y ait pour Dieu des âmes vouées à la prière et
au recueillement. D'abord la psalmodie et la réci-
tation de l'office m'a fait, comme toujours, un peu
peur. Cela est si grave, que la pusillanimité de ma
vertu commence par s'effrayer. Et puis ensuite j'ai
goûté ces tons inventés par l'Eglise. J'ai senti sa maternité dans toutes les inspirations du cloître, du
culte et de la prière publique. Je l'ai sentie dans ses
différentes manières d'être avec tous les fidèles ses
enfants. Les vierges du cloître doivent être toujours recueillies et réservées. C'est leur devoir,
comme c'est celui de la femme chrétienne d'être
agréablement toute à tous, dans le cercle de ses
parents et de ses amis, pour les gagner tous. La
prière au cloître doit se faire d'un autre accent que

celles de nos grandes églises jetées au milieu des bruyants enfants du monde. Toutes ces pensées se pressaient en moi dans la chapelle où les religieuses allaient plusieurs fois par jour dire leur office avec une piété toujours renouvelée.

En me disant que Jésus doit bien aimer des épouses si exactes et si affectueuses, j'ai senti qu'il avait aussi bonne volonté de m'aimer telle que je suis, et pour cela j'ai désiré devenir meilleure. Qu'il est facile, dans la retraite, de lire dans sa propre conscience ! Il n'y a pas à chercher ; après quelques lectures, un peu de prière et d'humiliation, on ouvre les yeux, et puis on voit... beaucoup de misères, mais sans se fâcher, sans s'étonner, comme tout naturellement, par le fait des lumières que donne la grâce.

Et puis on s'approche vaillamment de ce tribunal qui relève en humiliant, qui humilie en relevant. Et l'on entend des paroles comme celles-ci :

« Confiance filiale, confiance aveugle et enfantine, comme celle de ce petit enfant ballotté et comme jeté en l'air par la main d'un père qui rit de sa confiance et qui le reçoit toujours sur un cœur plein de tendresse.

» Oui, la croix est la grande maîtresse du monde des âmes.

» Sans doute, pour la jeunesse, la couronne d'épines, les clous, le vacillement du bois pour l'im-

planter, tout cela est douloureux jusqu'à paraître inacceptable. Mais jour à jour le crucifiement se fait, et c'est pour donner l'éternelle jouissance.

» Oui, la communication avec les âmes vulgaires serait plus évangélique et plus salutaire pour moi que la recherche soutenue des âmes élevées, des esprits d'élite. Avec le prochain, ce n'est pas le petit sourire dédaigneux qui corrige la malveillance ou même l'hostilité ouverte : c'est l'aménité réelle qui doit s'opposer à l'aversion qu'on nous témoigne.

» Les épreuves par la famille sont dans les desseins de Dieu, car elles humilient.

» Oui, l'abnégation dans la conversation est aussi agréable à Dieu qu'elle est convenable avec les hommes.

» Le bel esprit a bien vite de l'affinité avec les mauvais penchants du cœur. N'est-ce pas à cause de cela que Jésus a dit : « Si vous ne ressemblez à ce petit enfant... »

Mon Dieu, gardez-moi dans votre main ou sous votre main. Il y fait si bon; mais il faut toujours combattre, car nous ne sommes pas des soldats qui puissent jamais s'amuser à simuler la lutte. C'est toujours en réalité qu'il faut combattre, parce qu'il y a toujours lieu et qu'il nous faut la victoire.

Quatre petits articles retenus particulièrement.

I. S'appliquer à acquérir une véritable humilité; car l'orgueil est la destruction de toutes les vertus

et la source de tous les vices. Vous ne priez pas si vous n'êtes pas humble... et le bien que vous faites n'aura ni mérite ni récompense au ciel si l'humilité n'en a été la compagne constante. On n'aime pas le prochain, et Dieu encore moins, si l'on n'est humble. L'aumône orgueilleuse, fût-elle très-abondante ou même toute spirituelle, a été stigmatisée et maudite par le divin Maître dans la personne des orgueil-leux pharisiens. — Les autres vices ne semblent démolir dans nos cœurs qu'une vertu chacun; l'orgueil les renverse toutes d'un seul coup.

II. Ce que Notre-Seigneur demande de nous, ce ne sont pas de grands et brillants sacrifices, ni des vertus éclatantes et extraordinaires; ce sont au contraire de toutes petites vertus d'intérieur; douceur dans les mouvements et dans les paroles, à l'égard de toutes personnes. C'est l'attention à dire un mot qui console, à rendre un service qui contente le cœur; c'est l'accueil bienveillant de tous ceux qui se présentent, fût-on pressé, fatigué, ennuyé. C'est le support patient des contrariétés, des contre-temps, des accidents. C'est l'union aussi intime que possible avec Dieu; et pour cela, retour fréquent de l'esprit et du cœur vers lui. C'est le désaveu de toute pensée orgueilleuse à la suite d'un compliment, d'une flatterie, d'un succès quelconque; le sacrifice d'une saillie qui ne serait pas digne de Dieu.

Bienveillance inaltérable pour les esprits communs

et rétrécis, surtout si l'on a mission de leur faire
du bien. — Esprit de foi en tout ce qui coûte ou
tout ce qui flatte, de peur de l'envahissement de
l'esprit propre et naturel. — Grande simplicité chrétienne, parlant de Dieu, de la religion, de la vertu,
des pratiques pieuses. Se servir des expressions les
plus usitées par les saints. Ne pas craindre de
nommer la sainte Vierge, l'ange gardien, les sacrements, le chapelet, etc., etc. — Fouler aux pieds
tout respect humain, comme aussi toute recherche
vaniteuse.

III. Avoir une grande dévotion pour Notre-Seigneur Jésus-Christ au sacrement de l'autel ; pratiquer
et inspirer un profond respect pour ce mystère incom-
préhensible de l'amour divin.

IV. Se rendre compte humblement de sa journée ; ne se laisser jamais aller à l'abattement ; mais
s'encourager en pensant que la grâce arrive toujours à la suite d'une sincère contrition et d'une
résolution confiante en Dieu et défiante de soi.

Un chapitre recueilli d'une instruction donnée à
une retraite où se trouvaient réunies toutes mes
anciennes compagnes de pension.

« Exercez-vous à la patience envers vous-mêmes,
pour suivre avec persévérance l'œuvre de votre perfectionnement. Oui, il vous faudra patienter avec
vous-mêmes, pour ne pas vous dépiter orgueilleuse-

ment, lorsque malgré le désir bien vif de devenir pieuses et bonnes, vous y trouverez tant de difficultés du cœur et de l'esprit. Quelles souffrances n'éprouvons-nous pas en notre amour-propre, quand nous voyons tant de mauvais sentiments surgir encore du premier, et tant d'erreurs nous venir du second, malgré tous les secours qui eussent dû nous aider à purifier nos affections, tant de lumières reçues de Dieu, avec lesquelles nous devrions à jamais voir toutes les choses de la vie dans leur vrai jour !

» Patience donc pour attendre le changement de votre cœur, par cette progression qui nous mène à la vertu, pas à pas, après des rechutes si souvent renouvelées. C'est le secret de Dieu de former ainsi notre âme par toutes sortes de moyens qui nous obligent à reconnaître sa faiblesse dès qu'il lui retire la force de la grâce.

» Patience toutes les fois que vous serez tombées, pour vous relever toujours avec un noble courage.

» Nous sommes lents à entendre ce que Dieu veut de nous, parce que nous l'écoutons avec légèreté et peu de bon vouloir ; si le monde nous offre encore quelques charmes, alors il nous faut, après cela, bien du temps pour faire prendre à notre esprit et à notre cœur les habitudes de la foi et du courage. Il est donc aussi juste que chrétien de réparer notre lenteur à la vertu par la persévérance dans tous nos essais pour y parvenir.

»Ayez patience dans les angoisses de l'esprit, de l'imagination. L'à ne de Jésus-Christ n'a-t-elle pas été aussi troublée et triste jusqu'à la mort? Dans toutes vos douleurs, profitez de ce bienfaisant souvenir de la passion. Il oriente si bien notre âme dans la souffrance! Elle comprend alors si facilement ce que vaut l'épreuve qui conduit à Dieu! Et puis comme cette épreuve en est adoucie! Que deviendrions-nous sans la croix du Sauveur? Où reposerions-nous nos yeux affligés, sans cette image de toutes les douleurs qui nous prêche toujours si divinement la résignation? Ah! sainte croix de Jésus, sans vous je ne conçois rien de toutes les souffrances de la vie, sans vous je ne me soulage d'aucune. Mais quand, aidée de la grâce de mon Dieu, je vous vois chargée du poids de Jésus, quand je songe à son cœur abreuvé de toutes les amertumes, que j'entends l'adorable cri qu'exhale son âme accablée, alors je me sens vous adorer avec l'intelligence et l'espoir que donne la foi. Croix de Jésus, prosternée à vos pieds je me résigne, et je regrette de ne point aimer assez pour dire avec la plus admirable de vos adoratrices : *Ou souffrir, ou mourir.*

» Priez doucement et avec foi quand vous recevez quelque calice amer, pour que Dieu vous donne le courage de le boire; et bientôt le calme de la confiance remplacera le trouble de votre âme.

» Il faut aussi rappeler votre courage dans les maux

physiques. Autant que possible veillez alors sur votre
humeur pour ne point la laisser s'altérer de manière
à vous rendre désagréable aux autres. Non point que
je veuille vous interdire la plainte de la souffrance :
quand elle est faite avec douceur et simplicité, elle
soulage sans offenser Dieu. Les stoïciens, par fierté
de courage, en étaient arrivés à nier la douleur : c'était
l'orgueil de l'esprit livré à sa propre sagesse et qui
veut plus qu'il ne peut. Nous chrétiens, nous affir-
mons la douleur avec bien d'autres, mais nous la
reconnaissons comme une prérogative de notre titre
de chrétien.

» Lorsque la souffrance du corps ou l'inquiétude
de l'esprit l'ont emporté, et que vous vous êtes mon-
trées découragées et inégales, au lieu de vous impa-
tienter de votre impatience, ce qui ne serait qu'un
découragement d'amour-propre, supportez-vous avec
humilité dans vos faiblesses et dans vos peines.

» Devenez patientes d'esprit, pour acquérir avec
perfection tous ces talents utiles aux femmes, et qui
peuvent offrir tant de ressources pour l'avenir. Peut-
être ceux que vous avez souvent l'intention de négliger vous sauveront-ils de la pauvreté, et les
atteintes de la misère seront-elles le châtiment réservé
à la paresse que vous aurez mise à les cultiver. Nous
n'acquérons rien qu'à la sueur de notre front ; tout
travail nécessite de courageux efforts de circonstance
une fois qu'il a perdu pour nous l'attrait de la nou-

18

veauté ; souvent même il nous fait éprouver les angoisses du dégoût, quoique nous l'ayons choisi comme
devant toujours nous plaire, et c'est alors qu'il
nous faut lutter contre cette faiblesse de l'inconstance, pour continuer notre tâche, sinon avec plaisir,
du moins avec l'aptitude dont nous sommes capables, pour la rendre toujours utile aux hommes et
méritoire devant Dieu. Et pour cela suivez encore le
doux conseil de notre bon saint François :

« Faites comme les petits enfants qui d'une main se
tiennent à leur père et de l'autre cueillent des fraises
ou des mûres le long des haies... Car de même, maniant et amassant le bien de ce monde de l'une de
vos mains, tenez toujours de l'autre la main du Père
céleste, vous retournant de temps en temps à lui pour
voir s'il a agréable votre ménage ou vos occupations. »

« Surveillez-vous pour ne point vous abandonner
avec déraison à ces mouvements de vivacité qui,
répétés souvent, conduisent à la colère, et sont dans
tous les cas une faiblesse qui afflige ceux qui ont à
vivre avec vous. »

« Apprenez à mesurer tous vos mouvements extérieurs et par sagesse chrétienne et par convenance.
Que la modération de votre esprit garde bien votre
contenance, et lors même que vous éprouvez du
trouble, que vous avez une grande joie ou une vive
douleur, sachez en mesurer les impressions. L'empire sur soi-même au moment du bonheur ou de

l'adversité est la marque d'une âme élevée qui sait
apprécier au flambeau de la foi la valeur des choses
humaines. Il est d'un bon exemple et peut produire
sur les âmes l'effet de l'éloquence, lorsqu'au lieu d'une
réprimande vive et méritée, il laisse le calme nécessaire pour adresser doucement une réflexion sage et
conçue dans des termes pleins d'aménité. »

» Un jeune homme s'était conduit d'une manière
scandaleuse pendant l'office dans une église de Fré-
jus. Le lendemain on vint l'avertir que l'évêque le
mandait pour lui parler.

» L'étourdi provençal, qui avait eu le temps de
réfléchir, sentit son cœur battre de trouble et d'inquiétude. Nul doute, pensait-il, que l'évêque instruit
de sa conduite de la veille n'eût le projet de lui
adresser de vives remontrances, et peut-être donner
de mauvaises notes sur son compte à l'administration.
Il se rendit cependant au palais épiscopal et fut in-
troduit dans le cabinet de l'évêque. Le prélat, après
quelques mots de politesse, prit en main un ouvrage
magnifiquement relié, et le présentant au jeune
homme, lui dit : « Je sais, monsieur, que vous êtes
instruit et que vous aimez la lecture; j'ai pensé
qu'une œuvre propre à faire aimer et respecter la
religion pourrait vous être utile. Veuillez accepter cet
ouvrage de Fénelon comme une légère marque de
souvenir. C'était pour ce motif que je désirais l'a-
vantage de vous voir. » Le jeune homme, aussi touché

que surpris, saisit la main du bon prélat, la baisa
avec l'effusion de la reconnaissance, et se retira le
cœur plein d'émotion.

» Surtout, ayez patience dans le gouvernement de
votre cœur; « ne vous fâchez point de le servir en
ses maladies, » guérissez-le par les soins de chaque
jour, donnez-les-lui avec la charité due au malade
le plus cher et avec l'autorité de la religion.

» Prenez de l'empire même sur les moins coupables de vos penchants, pour les assujettir toujours
au devoir; que la voix de la conscience domine toutes
vos inclinations; dans toutes vos actions interrogez-
la, et la laissez se prononcer bien distinctement avant
d'agir; et cela dès le jeune âge. La conscience ne se
forme pas en un jour; c'est à la longue; et il faut
commencer dès sa jeunesse par les habitudes de
bonne foi, de pureté d'intention, que donnent les
principes religieux. Il faudra même, le croiriez-vous,
mes enfants? modérer votre zèle pour le bien, le su-
bordonnant avec raison aux conjonctures dans lesquelles vous vous trouverez. Oui, il sera quelquefois de rigueur de renoncer à des œuvres bien bonnes
et du choix de votre cœur, pour remplir des devoirs
où il inclinerait moins, qui lui sembleraient tristes et
peu importants d'ailleurs. Faites ce que Dieu veut,
et non ce que vous désirez. Sans doute il en coûte
pour accomplir certains sacrifices de générosité;
mais l'âme ne se fortifie que par le renoncement. Et

c'est faute de bien comprendre cela, que nous languissons souvent devant Dieu avec une volonté toujours flottante, ne pouvant obtenir de nous cette force de sacrifice qui produit sans délai et sans réserve les déterminations de la vertu.

» Il serait, ce semble, bien vrai et consolant de suivre son zèle de bienfaisance et de piété dans toutes ses inspirations, et il est si triste de se voir obligé de refouler les saillies de son cœur quand il parle de la gloire de Dieu ou du soulagement du prochain. Mais n'est-il pas pour nous des dangers jusque dans nos vertus? Pour peu que nous nous recherchions nous-mêmes, que nous y mettions quelque apparat, ne courons-nous pas risque de les entacher d'amour-propre et bientôt d'orgueil? La voie la plus commune, celle que d'autres amis de Dieu ont battue avant nous, dans toutes les positions de la vie, en remplissant d'abord les devoirs de leur état, cette voie si ordinaire en apparence qu'on ne saurait y être remarqué, c'est là que nous trouvons le plus sûr abri contre nous-mêmes; c'est la plus directe pour aller à Dieu.

» Conformez-vous donc à l'accomplissement des devoirs tels que la Providence vous les impose par votre condition, avec toutes les restrictions qu'y apportent ou votre fortune ou les exigences de l'entourage qui a sur vous des droits, dès qu'il ne les exercera pas contre Dieu.

18 *

» Toutes vous aurez, mes enfants, l'ambition dé-
mesurée du bonheur parfait; ici encore, ici surtout,
patientez jusqu'au terme; vous ne trouverez pas, sous
le ciel, d'objet qui satisfasse pleinement votre cœur.
Il n'y aura que des désirs trompés, si les aspirations
suprêmes ne tendent pas plus haut que la terre.
Patientez, le bonheur viendra après la vertu.

» En vérité, en vérité, je vous le dis, vous
pleurerez et vous gémirez, et le monde se réjouira;
vous serez dans la tristesse, mais votre tristesse se
changera en joie. »

18 novembre.

Cette Fabiola, même avant d'être chrétienne, a
un grand caractère. Mais n'y a-t-il pas à côté d'elle
d'angéliques petites figures qui me plaisent moins?
C'est qu'elles sont si petites!... Toujours cet orgueil
intime qui me fait voir et apprécier l'apparence de
l'héroïsme avant la vertu même; ce qu'on appelle la
noble fierté, avant la douce humilité de l'Evangile.
Admirable page que celle du martyre de Pancrace!
Combien, il me semble, on en pourrait faire ainsi
dans tous les beaux arts, en feuilletant la vie des
héros chrétiens!

Idem.

Nous avons toutes communié avec cette pauvre
Amélie malade depuis plusieurs mois. Quelle impression nous est-il restée de cette touchante cérémonie?

Rien d'amer, mais beaucoup de calme et de consolation. Nous étions, ses amies et moi, agenouillées,
silencieuses et recueillies, dans cette chambre où dai-
gnait venir le Maître des mondes. On avait disposé
quelques fleurs, allumé des bougies. Avant la communion, notre bon pasteur fit une petite allocution
sur l'amour de Notre-Seigneur pour ses créatures et
surtout pour les pauvres malades étendus sur la
croix avec lui. Chacune de ses paroles portait espoir
et consolation à l'âme. — Bonne Amélie! depuis
longtemps tout son soutien était dans la prière; ni
la science des docteurs ni même la sérénité du golfe
de Venise n'avaient pu adoucir ses souffrances; et
dans ses promenades sous le plus beau ciel et sur
les plus belles eaux du monde, il n'y avait que le
clocher d'une église qui pût la faire sourire en lui
rappelant le Dieu du tabernacle.

Qui aurait dit, il y a si peu de temps, que nous
aurions besoin des dernières consolations de la vie
pour cette chère et jeune amie? Combien sont loin de
l'exagération les réflexions qu'on nous adressait sur
les *réalités* de ce monde, à cette époque un peu
délirante de la jeunesse, où les plus austères paroles
sont d'heureux à-propos pour empêcher bien des
fautes et sauvegarder l'avenir de la conscience!

.   .   .   .

Anna me disait hier que dans les meilleures lectures qui nous sont destinées, à nous autres jeunes

personnes, on nous donne toujours la vérité avec
toutes sortes d'expressions fades sur nos charmes extérieurs, sur nos *fraîches* figures et nos *gracieuses*
mains. On ne pense donc pas pouvoir nous la faire
accepter sans cette spéculation sur notre amour-
propre. C'est bien humiliant pour notre raison.

O mon Dieu ! qu'il fait bon désirer quelque chose
que vous désirez aussi ! cela tranquillise bien doucement ! Oui, Père bien-aimé qui êtes aux cieux, je
m'offre à vous pour le père que vous m'avez donné
sur la terre.

4 mai.

Il me serait bien difficile de rendre compte du
temps qu'il a fait en moi depuis quelques jours.
Tempêtes, orages, coups de soleil brillants et radieux,
tout, excepté le calme plat. Involontairement j'ai parlé
à mon père de manière à le contrarier, et il s'est
fâché. Mécontente de ce que je ne trouvais pas juste,
je me suis tenue à l'écart. Cependant, hier après ma
prière, j'allai l'embrasser; mais je sens bien qu'à
la moindre irrégularité de ma part, il s'irrite de
nouveau. Mon Dieu, aidez-moi à sacrifier mon humeur,
pour ne jamais l'éloigner de moi, puisque je veux le
conduire à vous.

J'ai entendu redire cette pensée : « La mauvaise
humeur des bons chrétiens est une trahison contre
la vertu. » Et j'en ai rougi comme si je méritais ce
premier titre du monde : *Bon chrétien*. Mon Dieu,
c'est que j'y aspire, tout en la trahissant souvent.

5 mai.

En relisant certaines lignes d'hier, j'y vois une
sorte de tristesse lâche. Pourquoi donc me plaindre
toujours, ne serait-ce qu'à moi-même ? Mon âme,
une bonne fois, comprends qu'il importe peu que
l'on t'afflige, pourvu que tu n'offenses pas Dieu et
qu'il ne soit pas offensé par les autres. Fais donc ton
devoir, sans chercher constamment à te faire aider,
à faire porter ton fardeau, porte-le toi-même. — Me
perdre de vue pour ne voir que Dieu comme cause
et comme fin de chacun de mes devoirs : c'est ma
résolution d'aujourd'hui.

A la campagne.

13 mai.

Qu'on est bien ici, dans une petite chambre retirée
en face et à deux pas de l'église ! qu'on est bien pour
penser à Dieu, pour lui parler, pour l'écouter ! Et le
matin, pendant la promenade au bois, dans les prairies, oh ! qu'il fait bon rester un peu en arrière, ou
marcher en avant, et s'enveloppant dans son vêtement, comme pour éviter la fraîcheur, dire intérieu-

rement en posant la main sur son cœur : « Mon
Dieu ! daignez l'accepter et y développer votre amour.

Encore à la campagne.

16 mai.

A l'occasion du mois de Marie, nous nous sommes
approchées des sacrements. Douce consolation du
chrétien ! chez soi ou ailleurs, c'est toujours le même
Dieu. Où l'on trouve ouverte une église catholique,
on n'est point en pays étranger ; il n'y a point d'isolement. La patrie est partout où est Dieu. C'est le
même ami qui attend l'âme au tribunal de la réconciliation avec autant de miséricorde, et au tabernacle
avec autant d'amour.

19 mai.

C'est aujourd'hui l'anniversaire de ma naissance.
Que m'arrivera-t-il en cette année nouvelle ? Je n'en
sais rien : tout ce que je sais, c'est qu'il ne m'arrivera
rien que vous n'ayez prévu, réglé et ordonné de toute
éternité. Cela me suffit, ô mon Dieu ! cela me suffit;
j'adore vos desseins éternels. Je ne veux rien désirer,
rien espérer, rien craindre qu'en cette adorable
volonté.

13 juillet.

Pour des raisons de dévouement, et malgré l'attrait de son cœur, Elisabeth refuse un brillant et
bon parti. Léonie n'en a refusé aucun; elle est riche
en vertu, mais pauvre des biens de la terre. De la

main de la Providence, elle accepte une position qu'elle eût volontiers échangée contre une autre. L'héroïsme se trouve aussi bien dans cette infime situation, n'est-ce pas, mon Dieu ? et vous le voyez avec non moins de complaisance. N'y trouvez-vous pas encore mieux votre gloire, puisque cette privation de bonheur est une sorte de croix dressée par votre volonté ?

Oh ! ma fille, me disait ce matin ma mère, c'est une belle et douce charité que celle qui ménage les passions chagrines de son prochain ; qui ne dit rien dans le but d'exciter sa colère, de faire naître son envie, ses désirs vains ; de causer en son âme un malaise quelconque.

Copie d'une lettre à une amie qui m'a dit de sévères vérités en un petit séjour près d'elle, et qui m'avait exprimé quelque crainte de m'avoir blessée ; excellente amie de ma mère et de moi.

Chère amie,

Je suis restée confondue à la lecture de votre lettre. Se peut-il que vous prononciez avec moi ce mot de pardon ! Oh ! éloignez bien vite de vous ces idées sur l'impression que vous m'avez laissée à la suite de vos gronderies. Moi aussi je crois avoir rêvé quand je pense à ce petit voyage, mais c'est un de ces rêves si doux qu'on se plaît à poursuivre après le réveil.

Faut-il vous le dire? vous m'y apparaissez comme
un second ange gardien commis par le Ciel à la surveillance de ma vie. Cette protection visible; cette
affection qui tient une si grande place dans mon
cœur, la vérité révélée tout entière par votre dévouement expérimenté; la lumière qui s'est faite enfin
chez moi; l'examen sérieux de mon âme au grand
jour de cette lumière dont je m'étais peut-être
détournée, l'étonnement de mon amour-propre désenchanté sur certaines qualités du cœur, qu'il voulait
d'autant plus caresser que je les possédais peu;
mais avec la grâce de Dieu l'humble acceptation de
cette immense lacune que vous avez trouvée en ma
vertu; le souvenir de toutes vos paroles, le regret
d'avoir mérité celles qui m'avaient le plus 'peinée,
l'admiration pour votre courageuse amitié; la gratitude envers Dieu qui vous a donnée à moi, et
envers vous qui y avez consenti : voilà un résumé des
sentiments divers qui se pressent en mon cœur.
Mais, croyez-le, point d'amour-propre froissé; pas la
plus petite goutte d'amertume, même contre moi;
pas de souvenirs pénibles qui ne fussent adoucis par
cela même qui les avait causés, par vos courageuses
gronderies. Ce nom d'amie que vous me donnez, et
ces instants de confiance intime, je ne les méritais
pas, je veux les mériter, j'y travaille et j'y travail-
'erai sans relâche.

Ne pensez pas, amie, que j'aie remis à demain,

non, je ne veux pas perdre une minute. Ce n'est pas l'œuvre d'un jour de se réformer, quand surtout on avait cru pouvoir depuis quelque temps déjà considérer cette tâche d'amélioration comme touchant à son terme. Aussi faut-il m'armer de patience. Mais avec Dieu il n'est jamais trop tard de commencer, pourvu qu'on réponde à l'heure où il appelle. Je crois avoir lu tout cela dans saint Augustin, qui avait quelque raison de le dire. Je sens, amie, qu'avec la confiance on oblige le bon Dieu, et je vous le dis à vous, il ne m'a jamais résisté dans les choses où l'opiniâtreté personnelle n'était pas engagée.

Il fait bien bon s'endormir dans les bras de cette bonne Providence ! Puis vouloir chaque jour avec elle mettre un autre cœur à la place du sien propre, et employer chaque instant à ce travail sans savoir quand il sera fini : cela me fait un peu l'effet de l'œuvre de ces cathédrales du moyen âge, que les ouvriers commençaient et continuaient, génération après génération, ne se demandant pas quel temps on mettrait à les terminer. Sans aucun doute, l'achèvement de mon perfectionnement ne sera pas donné à l'admiration des siècles ; mais pourvu que Dieu s'en contente dans sa miséricorde, n'est-ce pas ce qu'il faut ?

Oh ! ne prenez pas la résolution de ne plus parler de ces choses ; votre œuvre n'est pas finie, elle commence toujours. Vous savez bien que ma cons-

cience est comme ces pendules qui chaque jour retardent jusqu'à ce qu'enfin elles s'arrêtent. N'attendez pas que le silence se fasse ; dès que vous apercevez un retard, remontez. Que voulez-vous ? il y a des âmes qui ont toujours besoin d'être encouragées et soutenues par d'autres auxquelles Dieu a donné cette mission protectrice en les douant de ce qui manque à leurs protégées.

(Suivent les nouvelles sur la famille.)

Une petite histoire qu'on m'a dit recueillie chez un méchant auteur. (Racontée à l'Ouvroir de charité.)

Diderot rapporte, dans ses tristes productions, ce trait que je veux écrire :

« Il y avait, dit-il, à Orléans, un citoyen nommé Lepelletier ; c'était un homme pénétré d'une si profonde commisération (les livres des philosophes du XVIIIᵉ siècle ne savaient plus les mots chrétiens, commisération est mis pour charité), qu'après avoir réduit par des aumônes démesurées une fortune assez considérable au plus strict nécessaire, il allait de porte en porte chercher dans la bourse d'autrui des secours qu'il n'était plus en état de puiser dans la sienne.

» Un jour qu'il passait devant la boutique d'un riche marchand nommé Aubertot, comme celui-ci était sur sa porte, il l'aborda et lui dit : « M. Aubertot, ne me donnez-vous rien pour mes amis ? » C'était

ainsi qu'il avait coutume d'appeler les pauvres. « Non,
pas aujourd'hui, répond le marchand. » M. Lepelletier insiste : « Si vous saviez en faveur de qui je
sollicite votre charité ! C'est une pauvre femme qui
n'a pas de drapeau pour envelopper son nouveau-né.
— Je ne saurais. — C'est une jeune fille qui manque
d'ouvrage et de pain, et que votre libéralité sauvera
du désespoir. — Je ne saurais. — C'est un manœuvre
qui vient de se fracasser une jambe en tombant d'un
échafaud. — Je ne saurais, vous dis-je. — Allons,
M. Aubertot, laissez-vous toucher, soyez sûr que jamais
vous n'aurez occasion de faire une action plus méritoire. — Je ne saurais, je ne saurais. — Mon bon,
mon miséricordieux monsieur Aubertot ! — Monsieur
Lepelletier, laissez-moi en repos ; quand je veux donner, je ne me fais pas prier. » Et cela dit, il lui tourne
le dos et rentre dans son magasin. M. Lepelletier
le suit du magasin dans l'arrière boutique, de celle-ci
dans la chambre à coucher ; là enfin, le marchand,
excédé de ces instances, lui donne... un soufflet. Et
que fit M. Lepelletier ? Ce qu'il fit ? il prit un air
riant, et dit en montrant sa joue : Ceci est pour moi ;
mais maintenant que me donnez-vous pour mes
pauvres ?.... »

Diderot ajoute qu'un officier devant qui cette
histoire était racontée, s'étant récrié sur ce qu'un
homme avait pu souffrir un outrage aussi sanglant
sans en tirer vengeance, le narrateur reprit : « Je vois,

monsieur, que vous n'auriez pas laissé à l'insolent
agresseur le temps de reconnaître sa faute, de se jeter
aux pieds de celui qu'il avait offensé et de lui présenter sa bourse. — Non certes. — Vous êtes un militaire, et M. Lepelletier est un chrétien, et il travaille
pour les pauvres. »

25 juillet.

Madame B... a la manie de ne citer que celles de
ses connaissances dont le nom est orné d'une par-
ticule. Je prétendais, devant ma bonne mère, qu'elle
aurait eu de la peine à nommer simplement les
dames de l'Ancien Testament si elle avait eu avec
elles des relations sociales. Cette chère maman me
fit encore la leçon, et me dit que c'était une misère
qui m'atteignait comme les autres; que si par quelque
adresse je la rendais un peu moins évidente aux
yeux des hommes, je ne la laissais pas moins déplaisante à ceux de Dieu, qui n'apprécie pas ces malins
palliatifs, ou les voit et les compte comme des
fautes de plus. Avec cette sage mère, il ne m'est pas
possible de railler les travers des autres sans être confondue par la claire vision des miens.

Un autre enseignement de ma mère.

Il y a aussi dans la société des inférieurs en intelligence; il y a des esprits ennuyeux, tournant toujours
dans le même cercle d'idées, incapables de comprendre les pensées justes et délicates par lesquelles

on voudrait modifier les leurs ; des esprits qui ne peuvent procurer aucun agrément, qui même exercent la patience. A ceux-là il faut faire la charité d'un aimable support qui leur laisse croire qu'ils ont été servis comme les autres. Il en résultera presque toujours un bon mouvement de reconnaissance qui est le doux salaire de celui qui a fait l'aumône du cœur. Quelqu'un disait que c'est avec ces esprits-là qu'on expie les écarts du sien propre et qu'on paie le plaisir des relations agréables.

Les mépris tacites et manifestes de ces intelligences bornées sont comme les actes d'insolence que le riche pratique à l'égard du pauvre. Alors tout l'intérêt de Dieu est du côté de l'opprimé, car on n'est pas plus responsable de naître inférieur en esprit que sans beauté et sans fortune. Et toute pauvreté modeste doit s'appuyer sur le cœur de Dieu, avec l'assurance d'y être accueillie et vengée du mépris des heureux.

. . . .

10 août.

J'ai retrouvé ce matin une relique de l'affection, un petit billet de ma grand'mère, qui me disait : « Oui, ma chère petite, c'est la pureté du cœur qui garde la jeunesse de l'âme et la fraîcheur des impressions. Les œuvres de Dieu sont toujours agréables à celui qui est resté l'ami de leur auteur. » Il paraît qu'elle l'avait expérimenté, car il me souvient qu'un ciel

étoilé, un beau soleil ou la fleur des champs l'épa-
nouissaient toujours comme si elle les admirait pour
la première fois. « Elle est bien déchue, ajoutait-elle,
l'âme qui ne trouve d'admiration que pour la parure
ou les salons dorés. »

**Fragments d'une lettre de ma respectable amie
quelques jours avant une fête chez mes parents.**

24 août.

Oui, ma bonne, j'aime mieux l'histoire de vos
œuvres que celle de vos plaisirs. Je suis plus sûre
aussi des amis que vous fera la charité, que de
ceux que vous fera le monde, quoi que vous lui don-
niez en amabilités et en égards. Soyez tout ce que
vous devez être en le recevant, mais bien convaincue
de son ingratitude. Donc la vertu pratiquée tout gratuitement, sans compter sur la gloire. Un grand génie
la trouvait une petite sotte bien indigne de ses vœux.
Celle qu'il pouvait poursuivre vous paraîtrait bien
digne des vôtres; mais, mon Dieu! tout ce qui porte
ce nom de gloire ici-bas se réduit en une fumée qui
vaut tout autant. Vous serez donc bien simple, sans
préoccupation de paraître belle, mais désireuse d'être
réellement bonne. Que vos égards s'adressent surtout
aux personnes âgées ou peu recherchées. Ce sont les
plus intéressantes pour la charité, et les plus faciles à
contenter. Parlez avec réserve et commandez avec
modération. Le jour de votre soirée, faites une géné-

reuse aumône, pour mettre vos plaisirs sous le patronage des pauvres. Qui sait s'ils ne vous obtiendront pas
d'y être assez mortifiée, pour qu'il s'en échappe encore
un encens agréable à Dieu ?

D'une autre lettre. (Pensées détachées.)

Septembre.

Quand le soleil se lève radieux et brillant pour
éclairer une belle journée de printemps, il semble
qu'on sente mieux encore le désir de la vertu. Le bon
Dieu paraît s'exprimer plus paternellement que jamais
dans la nature, et l'on veut aussi être bonne pour
lui. Dans les mauvais jours de la vie, on sent le
besoin d'être vertueuse pour en mériter de meilleurs.
C'est donc toujours la saison de la vertu.

Que doit penser une chrétienne, si un philanthrope
a pu dire : « Je voudrais donner à tous ! » Je ne dirai
point que je ne donnerai jamais aux enfants, jamais
aux valides, jamais à ceux dont je connais le vice ;
car peut-être dans le moment où je refuse avec ma
règle inflexible, la faim qui n'a point de règle est
sur eux.

**Un petit mot écrit par un aumônier à une petite
religieuse de ma connaissance.**

Enfant de Jésus-Christ, soyez grande comme
votre Père, généreuse comme la croix qui vous a

portée dans ses bras. Le monde ne vous connaîtra
peut-être pas; mais quelques âmes souffrantes vous
connaîtront. Elles apprendront de vous la puissance
et la beauté du christianisme, et quel que soit le sol
que vous habitez, le temps où vous vivez, vous serez
de ceux qui maintiennent ici-bas l'estime de Dieu
et l'estime de l'homme qui se confondent pour sauver
le monde.

Encore quelques conseils donnés dans une instruction familière.

Soyez humbles et modestes, mes chères filles, et
pour posséder le plus précieux des avantages, et
pour ne pas laisser douter de la bonté de votre cœur
pour ceux que la nature ou la fortune a moins
favorisés que vous. En y réfléchissant, ne trouvez-vous
pas qu'on devrait de tout son pouvoir essayer de
dédommager les moins heureux par la bonté facile
et la grâce modeste de toutes ses relations avec eux?
On gagnerait soi-même à leur prouver qu'on a bien
plus d'estime pour les qualités qu'ils possèdent, qu'on
n'en refuse à ce qui ne leur est point échu en partage.
Il semble enfin qu'on leur doit en attentions délicates une sorte de dédommagement à ce que la
Providence leur a refusé comme pour en favoriser
les autres. Marie, après avoir reçu la plus grande
faveur que Dieu puisse accorder de toute éternité,
Marie, mère du Fils de Dieu, s'écriait humblement

devant sa cousine Elisabeth qu'elle était venue servir dans son état de souffrance : « Mon âme glorifie le Seigneur, car il a regardé la bassesse de sa servante. »

Toutes les fois que Dieu vous accorde quelques bienfaits, quelques grâces particulières, c'est qu'il a bien voulu regarder la bassesse de sa servante.

Parlez peu de votre bonheur si vous en avez ; n'en dites rien devant les malheureux ; sachez calmer la pétulance de votre joie en approchant ceux qui mènent une vie ordinairement triste, ou que le malheur aurait frappés. Cette réserve sied bien au bonheur, empêche l'envie chez ceux qui ne sont pas heureux, et rentre encore dans l'accomplissement de la charité, puisqu'elle épargne une faute et une souffrance à notre prochain. Ne vous flattez point en quelques termes que ce soit. Si vous le faites avec délicatesse, vous êtes d'adroites orgueilleuses ; si vous le faites maladroitement, vous montrez la vanité dans toute son impertinente sottise. Ne dites rien de votre bonté, de votre dévouement : « Qu'un autre te loue, et non ta bouche ; un étranger, non tes lèvres. » Si l'on ne vous apprécie pas à votre valeur, vous n'y perdez rien ; au contraire, vous y gagnez le mérite essentiel de vous soutenir par la seule présence de Celui qui rémunère surtout le mérite ignoré ou méconnu. Ne vous vantez ni de votre bien-être matériel, ni de votre fortune, ni de vos relations sociales. Ce serait une petitesse qui prouverait peu de sagesse

d'esprit, une éducation mal faite ou mal reçue. Cela laisserait croire que vous comprenez bien peu cette philosophie de l'Evangile, dont toutes les maximes nous enseignent le renoncement et la douce indifférence aux distinctions humaines. Songez d'ailleurs que tout cela est en dehors de vous-mêmes, de votre âme, de votre cœur, qu'aucun de ces avantages n'y saurait rien ajouter, et vous en jouirez sans choquer personne.

N'étalez pas vos trésors d'élégance, vos joyaux et vos parures devant des connaissances ou des amies qui possèdent peu et que vous savez désireuses de toutes ces bagatelles. Cette puérile ostentation est encore une inspiration de la vanité; chercher à exciter l'envie, c'est une cruauté; en empêcher les atteintes autant que possible, c'est, nous l'avons dit, une précaution qu'inspire la charité.

Ne vous glorifiez pas de votre indépendance; défiez-vous toujours de vos propres lumières; demandez conseil avant d'agir, et soumettez volontiers vos œuvres à la censure de vos supérieurs. C'est aussi la marque d'une âme élevée, que la facilité qu'on trouve à obéir et à se laisser diriger par ceux que l'on a reconnus capables de le faire.

Faites le bien, pratiquez l'aumône en silence : « le bien ne fait pas de bruit, le bruit ne fait pas de bien. » Il y a une très-grande faiblesse morale à ne pas savoir garder le secret de ses bonnes œuvres,

puisqu'on sait en retrancher alors la moitié du mérite
et que l'on se rend indigne de la récompense. Si, par
votre position, vous êtes à même de vous rendre souvent utiles aux autres, n'attachez point à vos services
une importance vaniteuse. Oh ! mes amies, c'est
bien peu de chose que notre concours dans le monde;
Dieu sait bien s'en passer dès qu'il lui plaît. Comment compter pour beaucoup ce que nous faisons
dans ce si court intervalle d'action, qui sépare le moment où nous n'étions pas encore, de ce moment où
nous ne serons plus? C'est un si petit point dans le
temps, qui lui-même n'est qu'un point devant l'é-
ternité !

Ce que j'ai retenu d'une leçon de littérature.

Il me semble que la plume seule d'un génie catholique pouvait écrire cette sublime vie de Chris-
tophe Colomb. Quel homme que celui qui conçoit à
ce point les œuvres de Dieu ! Quel caractère que
celui qui les recherche avec une si héroïque opiniâtreté ! Quelle âme que celle qui [a des vues si provi-
dentielles ! Oh ! mon Dieu, que j'aime vos créatures
quand elles se montrent ainsi les auxiliaires de votre
intelligence et de vos desseins ! Vous le permettez,
n'est-ce pas, Seigneur ?

Que de belles choses on a dites sur ce grand homme !
Que de force d'âme il a montrée étant encore tout
jeune commandant de marine ! Comme il ne pouvait

vaincre l'épouvante de son équipage qui venait d'apprendre de combien la flotte ennemie lui était supérieure, il usa de stratagème. Tous voulaient retourner à Marseille au lieu de voguer vers cette Armada si difficile à enlever. Le soir venu, Colomb tourne l'aiguille et fait déployer les voiles. L'équipage, rassuré, crut qu'il courait sur Marseille. Le lendemain au point du jour, le vaisseau était à la hauteur de Carthagène, sans qu'aucun des mécontents se doutât de la route qu'ils suivaient. Voilà l'intrépidité, la résolution, l'adresse. Il ne se laisse point arrêter par les obstacles qui viennent des hommes. S'il ne peut les surmonter, il les tourne; l'obéissance qu'il ne peut obtenir ouvertement, il la surprend et l'assujettit par l'habileté.

Ma bonne mère fait un peu comme cela avec moi.

Ce que j'ai retenu aujourd'hui de l'exhortation de mon père spirituel.

Ce n'est pas assez de l'humiliation que nous trouvons en nous-mêmes devant Dieu; il nous faut l'humiliation des autres, il faut qu'on nous méconnaisse, qu'on nous oublie, qu'on nous raille, qu'on nous persécute par l'indifférence, l'incertitude méprisante de notre petit mérite. Il faut que ceux à qui nous avons fait le bien, ceux qui nous sont les plus chers, nous dressent la croix et nous crucifient en mille manières. Il faut que nous fassions des maladresses,

que nous commettions des fautes dans nos entreprises
vertueuses, pour aider nous-mêmes à notre crucifiement. Sans tous ces abaissements aussi variés qu'i-
nattendus, nous serions épris de nous-mêmes, nous
glorifiant des grâces de Dieu comme si elles étaient
nos propres mérites.

Février 18...

. . . .

Quand je suis heureuse et calme devant Dieu, rien
ne m'entraîne à écrire; je reste en cette présence,
où je me trouve si bien, qu'il me semble ne pouvoir
jamais en sortir. Merci, Seigneur bien-aimé, merci
de ce que vous permettez à mon cœur de ressentir
pour vous. Oh! je reste entre vos bras, je demeure à
vos pieds; je ne vous demande rien, j'attends sans
désirs tout ce qui tombera de vos divines mains
dans les miennes. « Mon âme glorifie le Seigneur,
et mon esprit est ravi de joie en Dieu mon Sauveur. »

. . . .

1er mars.

Encore une date sans écriture, et je me rappelle
qu'alors j'étais heureuse : c'est pourquoi je n'en ai
pas dit davantage; posant ma plume près de moi, je
me suis laissée concentrer en mon cœur. Ces jours-
là, mon Dieu, vous me visitiez, vous me combliez
d'ineffables douceurs, et le silence m'était doux : les
joies intimes n'ont pas besoin d'expansion; mais la

souffrance, la tristesse, le découragement ont besoin de se plaindre. C'est pourquoi j'ai de nouveau ouvert mon cahier, aujourd'hui que j'étais ennuyée et abattue.

Ce matin, j'étais près de Dieu avec amour ; l'espérance épanouissait mon âme, y voyant aussi mon père et ma mère. Le souvenir des chers défunts de la famille avait réuni maîtres et serviteurs à la messe dite pour ceux qui ne sont plus parmi nous. Je me disais combien il serait bon de s'agenouiller souvent ainsi, et je priais en toute confiance.

Puis, peu de temps après, de ces douces régions il me fallut retomber dans la vie matérielle, et il me sembla dur d'avoir à supporter la terre après avoir goûté le ciel. Tout travail me parut aride, et tout discours fastidieux.

Mon Dieu, remettez-moi à la raison chrétienne; que cet ennui ne paraisse point au dehors, que mon visage reste calme et serein ; que mes paroles soient bienveillantes et affectueuses, quand même la fatigue et le dégoût seraient dans mon âme. Travailler, remplir certains devoirs sans plaisir, pour vous seul, ô mon Dieu, n'est-ce pas porter sa croix et vous suivre?

4 mars.

J'ai relu ce matin ce passage copié à la pension. C'était un peu l'originalité de l'expression qui m'avait charmée. Aujourd'hui je la relis avec plaisir pour la consolation qu'il me donne.

« Il y a cinq cent mille routes qui nous mènent au salut. » Et la femme qui écrit cela rapporte ensuite le retour à Dieu d'une charmante personne trop éprise d'elle-même et des créatures aimables, et qui s'en déprit dans la défection d'une grande amitié. «Elle examina les mauvaises excuses, les raisons peu sincères, les prétextes, les conversations peu naturelles, les impatiences de sortir de chez elle, les ennuis de ne savoir plus que dire. Enfin, quand elle eut bien observé cette éclipse qui se faisait, et le corps étranger qui cachait peu à peu cette affection dont le brillant avait flatté sa vanité, elle prit sa résolution, sans querelle, sans reproche, sans éclat, » tout bonnement par la grâce de Dieu. Elle se trouva si bien chez les pauvres et chez les malades qu'elle alla visiter et soigner, qu'elle s'étonnait de n'y être pas venue plus tôt.

Sans doute il fallait la douleur de cette infidélité. Quel prix, ô mon Dieu, peut-on trouver trop élevé pour vos grâces? Mais combien celui-là me semblerait au-dessus de mes forces!

Il faut bien que même à vingt ans l'espérance chrétienne soit une vertu surnaturelle, car il est des jours où je ne saurais trouver en moi le courage de dire avec la confiance que je garde, malgré les vains désirs, puis les ennuis et les sombres nuages : Mon Dieu, j'espère les joies éternelles, le bonheur de vous voir et les secours nécessaires pour y parvenir.

Ce matin c'était une douce émotion que j'éprouvais
en entendant passer sous mes fenêtres cette belle musique militaire; mais enfin, c'était une sorte de
mélancolie. Pourquoi cette réserve intime dans ce
qui devrait causer la jouissance pleine et entière.

5 mars.

Certainement s'il n'y avait pas de ciel pour des
vertus aussi héroïques et aussi ignorées que celles de
notre sainte repasseuse, le soleil ne nous éclairerait
pas, car le bon Dieu ne serait point s'il n'était
pas rémunérateur. Voilà comme je gambade en
logique, comme dirait mon frère. J'aime d'avoir
l'esprit tout de suite saisi par la vérité, et ne puis
procéder si lentement. Quel moyen de raisonner sur
vous, mon Dieu, quand on est éblouie de vos lumières et comblée de tous vos dons?

Un passage d'une lettre de mon amie.

Il ne faut pas attendre la grâce les bras croisés;
mais cela ne vous arrive pas, et, sans nul doute, il
y a aussi, pour vous, un chemin vers le ciel. Les seuls
qui n'y conduisent pas sont ceux de l'indifférence
religieuse, de l'oubli des malheureux, de la paresse,
de l'égoïsme. — Plus loin que le fragment cité par
vous, se trouve : « Certes la grâce saura bien vous
préparer les chemins ; les laideurs, les chagrins, les

revers, les froissements de l'amour-propre, les ennuis, les déceptions, les tristesses, tout sert, tout
est mis en œuvre par ce grand Ouvrier qui fait toujours infailliblement tout ce qui lui plaît. Dieu
saura bien aussi vous redonner l'idéal et la réalité du
bonheur dont vous croyez avoir perdu la trace. Puisqu'il nous accorde ce que demandent nos sens, combien plutôt fera-t-il la part de notre esprit, son
image et sa ressemblance ! En considérant cette divine condescendance qui nous a laissé les fleurs,
les fruits et tous les avantages avec les charmes de
la nature, j'ai souvent pensé à ce que peuvent avoir
de magnificence des biens promis à la vertu par la
générosité divine. Et si je n'ose voir en Dieu une
bonté qui efface la justice, du moins j'y vois une
justice toute pleine de bonté. Alors je compte sur
des biens à venir, dont notre pauvre humanité ne
se peut faire l'idée, parce qu'ils dépassent ses
espérances de tout l'infini.

La mélancolie qui tient à la jeunesse, chère fille,
est une disposition providentielle qui aide à la
modération dans les jouissances permises, donne la
vague appréciation de l'avenir et fait salutairement
pressentir les tristes mystères qu'il renferme pour
tous. En ne vous y livrant qu'avec la réserve chrétienne, vous y trouverez de bonnes pensées, et le goût
de cette autre vie, où rien ne finit, où le cœur n'a
plus d'adieux à faire ni de douleurs à prévoir. C'est

20

une sorte d'intuition qui a lieu pour vous préparer
à la vie. Toute chose ici-bas peut renfermer la cause
d'un regret, toute joie peut être près d'une douleur :
voilà pourquoi le cœur est souvent pris de mélancolie.

19 mars.

Un mois passé presque tout entier au chevet de
ma bonne mère malade. Oh ! comme les maux réels
chassent les maux imaginaires ! Alors je me suis
oubliée moi-même et toutes les vagues douleurs qui
accablent souvent mon âme. L'inquiétude chassait la
rêverie, et le tourment de mon cœur ne permettait
pas de tristesse sans objet. C'est donc ainsi, mon
Dieu, que vous me remettez à la raison en motivant
mes larmes, en me faisant pleurer pour quelque
chose. Mais vous m'avez donné la leçon en m'épar-
gnant; vous êtes père, et votre bonté se mesure à la
faiblesse de vos enfants. Voyez, je suis bien faible ;
épargnez-moi beaucoup.

Et toi, bonne Anna, combien tu m'as soutenue de
ton amitié si dévouée! Comme j'étais consolée par
la sympathie religieuse qui existe entre ton âme et
la mienne ! Je sentais cette espérance de voir notre
amitié bénie au delà de la tombe par celui qui rap-
proche si bien nos cœurs dans les peines de la vie.

20 mars.

Elle arrive toujours, cette amie fidèle, avec l'a-

propos de l'ange gardien pour me remettre dans la voie de la vertu. Je l'ai vue aujourd'hui en face du pauvre, si simplement bonne et polie, qu'il a encore fallu m'avouer que son âme est autrement dévouée que la mienne. Elle considère celui qui porte la livrée du malheur, comme le premier ami de son Dieu ; on voit qu'elle lui parle avec la conviction qu'il peut devenir pour elle un protecteur céleste. C'est bien ainsi que fait ma mère ; mais les exemples de l'amitié me saisissent plus vivement la conscience ; ils y touchent comme à une chair vive et me font crier tout de suite contre moi.

J'ai lu ce matin qu'une sainte enfant qui avait parlé assez tard pour laisser craindre qu'elle ne fût muette, avait d'elle-même tout à coup prononcé le mot Dieu, et que tous les autres furent dits de même après celui-là. C'est un prodige que l'on conçoit. A dix ans cette sainte était vivement touchée d'un sermon sur la passion de Notre-Seigneur. Spontanément la nuit, en voyant son Dieu attaché à la croix, elle s'écriait : « O Jésus, qui vous a mis en cet état ? » Et une voix qui semblait sortir de la croix, lui répondait : « Ma fille, ce sont ceux qui méprisent mes commandements et qui demeurent insensibles à mon amour. » Cela se comprend aussi. Oh ! que je ne sois jamais votre bourreau, Seigneur !

Deux jours plus tard.

Ma bonne mère est inflexible quant à la lecture des meilleurs romans. J'ai eu ce matin, contre l'ordinaire, une assez violente tentation à cet endroit. Mme A... est arrivée toute ravie d'un petit ouvrage anglais qu'elle apportait avec l'intention de décider maman à me le mettre entre les mains. Tous les sentiments y étaient si généreux, les caractères si bien soutenus, la touche religieuse si délicate,.. Enfin il lui semblait devoir essayer de la faire revenir d'une condamnation qui lui paraissait d'une austérité trop sévère. Elle parla longtemps, et si bien dans son sens, qu'on aurait dit qu'elle parlait juste.

Maman répondit, comme déjà elle l'avait fait, que ce romantisme subtil et dont la doctrine vague peut convenir aux *infidèles* de toutes sortes, était précisément ce qu'il y avait de dangereux pour les jeunes personnes, et qu'elles ne reconnaissait qu'à la foi catholique le privilége d'instruire sans erreur et d'amuser sans danger ; que quant à la nécessité d'étudier le cœur humain dans le roman, comme le prétendait Mme A..., elle ne saurait la reconnaître. Elle ajouta que c'était au contraire le premier des dangers pour le cœur, de suivre l'histoire de ses écarts, et qu'il a plus besoin d'apprendre les moyens de s'en préserver que de connaître les drames où il n'est héros que pour être victime. Elle dit aussi que jusqu'alors

je n'avais pas manqué de littérature délassante, et qu'à
défaut de celle-là, je me contenterais de lectures
sérieuses, si je devais en amusant mon esprit courir le
moindre risque pour mes principes. Il y avait tant
d'autorité dans sa voix que je dus me rendre comme
d'ordinaire. Mais il y a toujours une sorte de traînée
à mes tentations, et le volume resté sur la table de
maman en son absence fut pour moi l'objet d'une
lutte bien vive. Peut-être, mon Dieu, est-ce à l'amour-
propre que je dois de ne l'avoir point ouvert. La confiance de ceux qu'on aime est un frein si imposant, si
doux et si fort ! Pardonnez-moi, Seigneur, l'insuffisance du motif en faveur de la résolution que je
prends de ne jamais lire ce qui m'a été défendu, ce
que je sais ne m'être pas salutaire, ce que je ne connais pas.

22 mars.

J'ai eu ce matin beaucoup d'humeur en lisant que
les femmes même supérieures ne peuvent suivre les
raisonnements abstraits, et que Nicole n'avait pu
obtenir de Mme de Longueville qu'elle comprît une
démonstration mathématique des plus évidentes. Et je
me sens toute pleine d'indignation quand mon frère
soutient sur notre incapacité une de ces thèses qui
sont d'usage aux temps barbares comme les nôtres.
Je veux absolument sinon tout apprendre, tout savoir,
du moins pouvoir le faire, si cela était reçu pour les
femmes.

Dans mon petit examen du soir, j'ai vu beaucoup
de pensées différentes et que n'avait pas réglées
l'esprit de foi. C'est que ma bonne mère a été bien
occupée ces jours-ci; j'ai eu de l'isolement et de
l'inaction; la mêlée de mes passions a été vive, et ma
prière distraite. Je me sens encore sous une impression de mondanité qui me laisse comme flottante
entre la douce retraite qui m'est faite près de ma
mère, et ces réunions où j'entrevois des succès, des
succès d'esprit! J'en ai goûté un instant, et me voilà
confuse des bassesses de mon orgueil. Et pourtant ne
pas paraître du tout, tenir ainsi en réserve l'esprit
qu'on pense avoir, l'instruction qui pourrait aider à
le faire goûter, voilà des sacrifices qui m'ont semblé
lourds aujourd'hui. Oh ! quelle est la folie et l'impiété
de cet orgueil ! J'ai cherché l'admiration de quelques
hommes dont je hais les erreurs; ils me font pitié, ils
offensent Dieu par leurs doctrines, et je cherchais à
leur plaire ! O Seigneur, cachez-moi.

26 mars.

Quelle contradiction dans les choses de la vie et
dans les pensées de nos âmes ! Il m'arrive parfois de
désirer la mort, et ma grand'mère la redoute, de
manière à désoler mon père toutes les fois qu'il a lieu
de voir cette terreur en sa mère bien-aimée !

Résumé de tous les arguments de ma respectable
amie contre mon ambition intellectuelle.

Bénie soit la lumière qui vous fait voir vos laideurs
morales, chère enfant ! Trop de jeunes personnes se
contentent d'être gracieuses à l'extérieur et bonnes en
apparence. Exigez davantage de vous-même, et con-
venez de toutes vos misères pour travailler à les diminuer. Permettez-moi de rire, chère amie, du dépit
que vous donne l'impossibilité d'aborder l'école polytechnique.

Un beau génie que vous connaissez un peu s'est si
bien moqué de cette *gloriomanie* de sa fille, que je
ne résiste pas [à vous adresser tous les textes de sa
raillerie.

A mademoiselle de Maistre. (Lettre 61ᵉ.)

« Voltaire a dit (à ce que tu me dis, car pour moi
je n'en sais rien) que les femmes sont capables de faire
ce que font les hommes, etc. C'est un compliment
fait à quelque femme crédule, ou bien c'est une des
cent mille et mille sottises qu'il a dites dans sa vie.
La vérité est précisément le contraire. Les femmes
n'ont fait aucun chef-d'œuvre dans aucun genre.
Elles n'ont fait ni l'Iliade, ni l'Enéide, ni Athalie, ni
le Misantrope, ni le Panthéon, ni l'église de Saint-
Pierre ; ni l'Apollon du Belvédère, ni le Discours
sur l'histoire universelle, ni Télémaque. Elles n'ont

inventé ni l'algèbre, ni les télescopes, ni la pomp
à-feu, etc., etc.; mais elles ont fait quelque cho
de plus grand que tout cela : c'est sur leurs geno
que se forme ce qu'il y a de plus excellent en
monde, un honnête homme et une honnête femm
Si une demoiselle s'est laissé bien élever, si elle e
pieuse et modeste, elle élèvera des enfants qui l
ressembleront, et c'est le plus grand chef-d'œuvre d
monde. Si elle ne se marie pas, son mérite intrin
sèque, qui est toujours le même, ne laisse pas qu
d'être très-utile autour d'elle, d'une manière ou d'un
autre. Quant à la science, c'est une chose très-dang
reuse pour les femmes. On ne connaît presque pas d
femmes savantes qui n'aient été ou malheureuses o
ridicules par la science.

. . . .

»Au reste, j'avoue que si vous êtes destinée à ne pa
vous marier, comme il paraît que la Providence l'
décidé, l'instruction (je ne dis pas la science) peu
vous être plus utile qu'à d'autres; mais il faut prendre
toutes les précautions possibles pour qu'elle ne vous
nuise pas. Il faut surtout vous taire, et ne jamais
citer que vous ne soyez duègne. »

Du même à la même. (Lettre 64ᵉ.)

« J'ai vu par ta dernière lettre, ma chère fille,
que tu es toujours un peu en colère contre mon impertinente diatribe sur les femmes savantes. Il faudra

cependant bien que nous fassions la paix au moins avant Pâques...

» Oui, je trouve que l'Esprit-Saint a montré beau‐ coup d'esprit dans ce portrait qui te semble comme le mien un peu triste.

« Qui trouvera la femme forte ? Son prix est au-
» dessus de ce que produisent de plus rare les con-
» trées les plus reculées de la terre. Elle a été
» chercher la laine et le lin ; elle les travaille de ses
» mains actives et industrieuses, etc., etc.

» Elle a tendu sa main à l'indigent ; elle ouvre les
» deux mains pour le recueillir, etc., etc.

. . . .

» Et n'as-tu jamais entendu réciter l'épitaphe de la fameuse marquise du Châtelet, par Voltaire ?... En tous cas la voici :

L'univers a perdu la sublime Emilie.
Elle aima les plaisirs, les arts, la vérité ;
Les dieux, en lui donnant leur âme et leur génie,
Ne s'étaient réservé que l'immortalité.

» Or cette femme incomparable, à qui les dieux (puisque dieux il y a) avaient tout donné, excepté l'immortalité, avait traduit Newton, c'est-à-dire que le chef-d'œuvre des femmes dans les sciences est de comprendre ce que font les hommes. Au reste, ma chère Constance, l'Italie pourrait fort bien ne pas se contenter de cet éloge, et dire à la France : Bon pour vous, car Mlle Agnesi s'est élevée fort au-dessus

de Mme du Châtelet, et je crois même de tout ce que
nous connaissons de femmes savantes. Elle a eu, il
y a un an ou deux, l'honneur d'être traduite et
imprimée magnifiquement à Londres, avec des éloges
qui auraient contenté *qualsisia ente barbuto*. Tu vois
que je suis de bonne foi, puisque je te fournis le
plus bel argument pour ta thèse. Mais sais-tu ce que fit
cette Mlle Agnesi, de docte mémoire, à la fleur de son
âge, avec de la beauté et une réputation immense?
Elle jeta un beau matin plume et papier, elle re-
nonça à l'algèbre et à ses pompes, et elle se pré-
cipita dans un couvent, où elle n'a plus dit que
l'office jusqu'à sa mort. Au reste, mon enfant, tu n'en
diras jamais assez à mon gré sur la noblesse des
femmes ; il ne doit y avoir rien de plus excellent.
Mais c'est précisément en vertu de cette haute idée
que j'en ai, que je me fâche lorsque j'en vois qui
veulent changer de rôle. »

Certainement, ma bien bonne Clotilde, vous avez
dû penser plus d'une fois que la force de la femme
divinement décrite par l'Esprit-Saint vient des vertus
de son cœur et du travail de ses mains. Il est prouvé
tous les jours qu'une quantité de belles et charmantes
acquisitions semblent n'avoir servi qu'à amoindrir le
caractère de celles qui les ont faites. C'est que les
humbles vertus, la force des âmes, ont été oubliées.
Soyons d'accord : à chacun sa force. A l'homme, celle
de concevoir et d'exécuter ; à la femme, celle d'at-

tendre et de patienter. A l'homme la puissance qui
entreprend ; à la femme, celle du concours qui aide
par la consolation dans l'insuccès, qui réconforte et
qui relève par son courage et sa résignation. Réclame
qui voudra, ma fille. Quant à moi, je me sens aussi
satisfaite de mon lot, que ce grand philosophe qui
remerciait chaque jour les dieux de ce qu'ils l'avaient
fait homme ; je sens ma reconnaissance aussi fervente,
quand mon Dieu me fait la grâce d'apaiser une douleur ou de penser aux siennes avec mon cœur de
femme. N'avez-vous pas déjà vu, ma fille, que quand
l'homme, aigri et irrité au premier échec, croit avoir
tout perdu, c'est la femme, qui, la première et souvent toute seule, revient au train de la vie que lui
fait la Providence ? N'est-ce pas à elle à ramener le
sourire sur les lèvres quand le cœur est déchiré ?
N'est-elle pas en quelque sorte la conscience de la
famille ? N'est-ce pas à elle que semblent réservées
toutes les ineffables jouissances de la vertu, quand
elle a le bonheur d'aimer en esprit et en vérité ?
Cet inestimable avantage n'est-il pas comme son patri-
moine ?

Il faut bien, ma fille, que je vous donne de
l'éloquence d'autrui, si je veux vous prouver avec
force et logique combien vous avez lieu de vous contenter de votre lot. Je crois que c'est le professeur
que vous aimez tant qui a dit aussi : « Le christianisme n'a-t-il pas déféré aux femmes la sainte magis-

trature de l'aumône? Leur domaine n'embrasse-t-il pas
l'enfance, la douleur, la pauvreté, c'est-à-dire la plus
grande partie des choses humaines. Rien de grand s'est-
il fait dans l'Eglise sans qu'une femme y prît part? »

Oh! oui, ma fille, le bonheur est son triomphe:
l'exil, la pauvreté, la douleur et la mort lui trouvent
une puissance bien supérieure à celle qui crée les
machines et qui fait lire aux astres.

Avril.

.   .   .   .

.   .   .   .

Qu'ai-je fait à Dieu pour jouir d'une si douce
existence? Et je suis pourtant médiocrement satisfaite
et reconnaissante. C'est la réflexion qui m'a dominée
aujourd'hui, et avec laquelle j'ai trouvé la patience
dont j'aurais souvent manqué, rien que par l'incertitude où me laissait un projet de bonheur.

Une de mes ouvrières, femme très-estimable,
m'avait raconté tout ce qu'il y a de souffrance dans
la position de toutes les pauvres jeunes filles attachées
aux ateliers de Paris : travail rude, nourriture insuffisante; avec les maîtres, relations sèches et toujours
dépourvues d'intérêt. Cette digne femme m'avait dit
les délaissements de beaucoup, leur isolement le
dimanche. Elle en avait connu qui n'avaient d'hospitalité ces jours-là que celle du bon Dieu dans ses
temples. Elle m'avait parlé de leur courage, de la
piété de plusieurs, de leur générosité entre elles et

même souvent encore en faveur de ceux qui leur
semblaient plus dénués. Oh! que je suis loin d'avoir
cette valeur! Une générosité qui donne au ciel et
à la terre au milieu de toutes les privations, qui reste
douce et courageuse dans la persécution et l'épreuve!
Combien je veux me garder de parler de l'ouvrière
avec mépris! Petite ouvrière, dit-on souvent par
l'habitude du dédain! N'est-ce pas nous, comblées de
tous les biens de la vie, chéries et toujours accueillies
à un si excellent foyer, n'est-ce pas nous qui sommes
petites, trouvant encore de quoi nous plaindre, au lieu
de voir le mystère d'une générosité divine qui nous
comble gratuitement de bienfaits? Que de vertus
cachées, que de dévouements inconnus dans ces
ouvroirs que le monde, que nous, jeunes filles, nous
regardons du haut de notre égoïste grandeur!

Un passage de mon amie, sur l'imagination.

« Ne vous livrez pas au tumulte de vos pensées.
Quand l'imagination vous dispose à ennoblir vos sen-
sations, et vous enlève à la terre et à ses petitesses,
par les images qu'elle dépose en votre âme, à l'aide
des merveilles et des espérances de la foi, ou même
des œuvres de la création, tout en vous inspire l'enthousiasme, et l'imagination vous laisse la sagesse
et ne vous détourne pas des devoirs les plus simples :
c'est une sorte de petite transfiguration intérieure qui
fait rayonner Dieu en vous. Jouissez-en sans vouloir

en faire votre ordinaire, car vous savez qu'avant la
possession de la félicité, il faut passer par la voie de
l'épreuve.

Mais gardez-vous, ma chère fille, de l'autre imagination, de cette trompeuse qui offre toujours ses
services au profit des passions, des travers, du caractère, de l'esprit et du cœur; fuyez cette téméraire qui
pousse l'âme à toute extrémité, qui, voulant prendre
les devants sur la divine Providence, vous fait un avenir tout de fictions et d'erreurs. Gardez-vous de cette
folle, vaine et parfois impie, qui détruit le gouvernement de Dieu dans votre cœur, en lui ravissant
l'affection confiante que vous avez à sa toute-puissante
bonté. »

Une autre page de la même.

« Oui, ma fille, la mort paraît moins triste à la
jeune fille pieuse qu'au vieillard dans les mêmes
conditions. Il est des jeunes filles qui la désirent.
Depuis longtemps, disait Léonie C..., je demandais à
Dieu de m'éclairer sur ma vocation, et aucune voix
ne se faisait entendre. « C'est que ma vocation doit
s'accomplir là-haut, » ajoutait-elle en montrant le
ciel. Oh! quel bonheur! En général, dans la jeunesse, l'esprit et le cœur se prêtent facilement à la
grandeur et à la beauté de tous les projets de bonheur
céleste. On entrevoit plus facilement les triomphes du
ciel à l'oubli des ignominies de la tombe. Pour la

vieillesse, c'est le contraire, elle compte avec le tombeau avant de penser aux joies du paradis. La teinte des idées est assombrie par l'usage de la vie. Et puis, ma fille, on s'attache à sa tente si on l'habite longtemps, et les habitudes sont autant de liens qui y retiennent les personnes âgées. Vous rappelez-vous la peine qu'éprouva votre sage mère, en échangeant la maison paternelle contre une autre plus belle et plus vaste, parce que ceux qu'elle aimait l'avaient habitée avec elle aux plus belles années de sa vie? Usez avec cette pauvre grand'mère de toutes les délicatesses de votre cœur pour consoler le sien. Priez Dieu qu'il l'achemine lui-même vers l'éternité, et chargez-vous seulement des entretiens qui peuvent, sans l'attrister, l'aider à élever son âme en haut, de compagnie avec sa chère petite-fille. La charité, sanctifiant la nature, vous fera trouver les procédés et la manière de dire, dont la vieillesse a besoin pour penser au but sans s'attrister du départ.

Votre chère amie Louise est venue près de nous passer les jours du carnaval. C'est vous dire qu'elle mérite toujours sa bonne note de sagesse, de simplicité dans ses goûts, de modération dans ses plaisirs. Je voudrais que toutes deux vous apparussiez de temps en temps dans ma maison, pour me donner un petit moment de repos, en ma tâche parfois si aride et si souvent triste; je voudrais vous bénir à mon dernier jour....

Il n'y a pas eu d'entrée dans le monde pour cette bonne amie Louise ; et pourtant Dieu sait si on la connaît et si on l'aime ! C'est que ce n'est pas dans la brillante et vaine royauté des salons qu'il faut voir la jeune fille pour lui donner son estime. Là elle peut devenir bien mauvaise, et n'en sort jamais guère aussi bonne et aussi pure qu'elle y est entrée.

C'est bien vrai ce que vous dites sur les beaux génies qui nuisent au lieu de faire du bien. Ils sont étourdis ou cruels ceux qui, au lieu d'aider au combat du cœur, en facilitent les déroutes par des écrits qui charment nos mauvais penchants au lieu de donner l'alarme salutaire à notre conscience. Ils sont parfois bien à plaindre et bien à redouter, ces homme de génie. Quand même ils sont chargés d'une cause sacrée, il faut encore bien prier pour que le bon Dieu règle leurs paroles et leurs écrits selon l'austère vérité de l'Evangile. »

Un peu d'examen.

3 avril.

Comme cette revue de ma conscience est donc rarement à l'avantage de mon amour-propre et de la gloire de ma foi ! Depuis quelque temps, j'ai remarqué qu'il m'arrive de me proposer, avec un certain esprit d'intérêt, l'épargne d'un petit trésor caché, et de résister à l'entraînement des pauvres. Cette charmante monnaie toute fraîche battue, j'aime

à la voir dans les secrets replis de mon porte-monnaie.
Et si je songe à l'en faire sortir, c'est avec quelque
projet de dépense toute personnelle, ou tout au
moins au profit de quelque amie bien chère à qui
je ferais la surprise d'une fantaisie. Mais j'ai remarqué aussi que ce calcul ne paraît pas faire le
compte du bon Dieu; car toutes les fois qu'il a été
renouvelé et que, scellant avec résolution cette
chère petite case qui renferme le dépôt de la thé-
saurisation, je fais le projet de ne l'ouvrir de longtemps, voilà qu'il se présente sur mon chemin
quelque malheureux qui me décide à donner plus
que je n'avais mis de côté. Ce matin encore, une
pauvre vieille femme, pour laquelle aucun asile n'a
de place en ce moment, se trouvant sur mon passage
au retour de la messe, m'a priée bas, mais bien
instamment, d'avoir pitié d'elle. — Oh! bonne demoiselle, que je vous remercie! Quel bonheur j'ai eu de
vous rencontrer! — Oh! que j'étais humiliée au dedans de mon âme. — Ce n'est pas moi que vous avez
rencontrée, chère amie de mon Dieu! c'est mon
bon ange qui m'a fait entendre votre voix au fond
de la conscience. Moi toute seule, je deviens intéressée,
égoïste, dès que je deviens riche.

Idem.

Quel beau sermon j'ai entendu hier soir sur le
culte des saints, sur l'enseignement et la consolation
que nous donnent les relations de nos frères triom-

phants! Comme il était saisissant ce parallèle entre les
grandeurs du monde et celles que l'Eglise honore. —
Que reste-t-il, a redit le prédicateur, de toutes ces
illustrations humaines? Ne serait-ce pas aussi vainement que l'a fait certain personnage, que nous cher-
cherions leur souvenir dans les plus célèbres parages
de l'Europe? Comme lui, nous aurions beau passer
à notre imagination la fantaisie de crier *Léonidas*,
de toute notre force, dans les plaines, sur les collines
et dans les défilés de la Grèce illustre; aucun écho
ne répondrait, et pas davantage au nom d'Alexandre
ou de Démosthène. Où sont leurs cendres? Et qui
les honorerait si on les voyait encore? Tandis que
celles des plus humbles héros de l'Eglise reçoivent
les hommages de tous. — J'étais bien aise vraiment
de posséder quelques parcelles d'érudition pour bien
comprendre mon prédicateur. Que de belles et
bonnes vérités il a dites contre les prétextes opposés à
la nécessité de devenir saint, et sur la possibilité
d'être martyrs au milieu de la plus grande liberté du
culte et tout près des délices d'un monde où l'on
habite sans en être! — Elles sont bien consolantes,
ces idées sur la céleste société d'amis qui, dans
notre isolement sur la **terre, nous tient compagnie**
du haut du ciel. Et puis que de bons conseils sur
le culte des images, sur l'honneur à rendre à ces
véritables portraits de famille, qui devraient avant
tout autre orner nos appartements! Mais comment

se fait-il qu'on a le culte de son image personnelle, et qu'on n'a pas celui des héros du ciel. Oh! c'est que ces images des saints accusent et obligent. C'est qu'elles s'adressent à la conscience et qu'elles lui disent : « Repens-toi et fais mieux. »

— Que j'ai eu peur à cette pensée! « Beaucoup de conseils deviennent préceptes relativement à la position spirituelle de plusieurs. » Tant de soins d'éducation et de grâces reçues doivent m'imposer des devoirs! Comme les citations étaient retenues mot à mot et appliquées au sujet pour l'encouragement de tous! « Et ce n'est pas seulement aux saints canonisés par l'Eglise qu'il faut borner le nombre de ces fleurons de la couronne du christianisme ; il en est une multitude d'autres qui ont passé dans l'obscurité, qui y vivent et qui y meurent tous les jours, d'autant plus saints qu'ils sont inconnus au monde et à eux-mêmes, et qu'ils sont comme perdus dans leur humilité. Il en est des saints comme des étoiles du firmament : outre celles qui composent les diverses constellations reconnues, il en existe une multitude d'autres que leur élévation même dérobe à nos regards : le Ciel spirituel a aussi sa voie lactée. »

Le lendemain du sermon.

Que j'ai été maussade aujourd'hui avec mesdemoiselles D... ! Voilà pour l'aveu. — C'est qu'elles ne me plaisent guère, et que certaines relations me semblent

bien insignifiantes quand on vient de s'entretenir de
Dieu et avec Dieu. Voilà pour l'excuse. Pauvre journée
que celle où l'accusation d'une faute dont on s'excuse
en soi-même est tout ce qu'il y a de favorable au
souvenir! Bien des braves païens ne se seraient pas
contentés de si peu.

Une petite lettre de mon amie.

Chère fille, je pars pour quelques jours seulement,
mais il ne faut pas le faire sans vous donner un signe
de vie et d'amitié, avec le conseil d'être aimable, sans
acception de personnes. Ce qui ne veut pas dire que
vous serez banalement agréable. Non, vous userez
d'esprit chrétien en faisant les parts, voilà tout.
Mais, mon amie, je vous le répéterai toujours, en
courant ou à loisir : la bonté du caractère et l'égalité
de l'humeur méritent tous les soins des femmes. Si
vous deviez vivre dans le cloître, vous ne seriez
pas dispensée de cette bienveillance extérieure dont
vous vous plaignez de manquer souvent. Elle serait
modifiée par cette sainte réserve qui confine doucement à l'austérité, mais il y faudrait encore être
aimable. Il est telle maison religieuse où l'on trouve
à tout moment sous ses yeux l'inscription : *Bon caractère et bonne figure.* On travaille si bien à la graver
dans les cœurs pour la retrouver dans la pratique de
la vie, que les figures les moins agréables et les plus
irrégulières savent y apporter le contingent de la

beauté qui rayonne dans la physionomie la plus triste
de sa nature! Un bon caractère jouit de tous les dons
de Dieu dans une sage mesure, et pratique avec le
prochain une permanente prédication. Eh! qui sait,
ma bonne Clotilde, si la personne que l'on choque
par la maussaderie ou que l'on glace par la froideur
n'aurait pas été gagnée à Dieu par un procédé bienveillant et affectueux?

A vous de cœur, ma fille.

Quatre ans plus tard.

Notre vénérable pasteur nous a dit aujourd'hui,
dans une instruction familière, que la conversation
peut devenir aussi un enseignement pour les autres,
autant par ce qu'on en retranche que par ce qu'on y
dit. J'ai remarqué souvent, dans la prudence d'Anna,
combien le silence peut avoir parfois l'éloquence de
la charité, et combien de bons effets peuvent produire
les petits à-propos de la foi et de la piété.

Les hommes dont le génie est voué au service de la
vérité ont volontiers des saillies qui détruisent tout
de suite l'embarras des questions difficiles.

Les extases de quelques saints et le soulèvement de
leur corps vers le ciel me semblaient étranges; parfois je me hâtais de passer outre en lisant leur vie,
pour ne pas sentir le trouble de ma foi. Mais en
voyant cette expression de pitié d'un grand esprit sur
les incrédules, ma sottise m'est apparue comme per-

somnifiée; et la rougeur sur le front, j'ai relu :
« Pauvres humains! ils croient à l'attraction des
mondes, ils ne croient pas à l'attraction de Dieu!»

Aujourd'hui nous avons fait visite à cette bonne
Marie R..., que je ne vois que depuis sa maladie.
Il y a, comme dit ma bonne mère, les relations du
malheur. Les longues souffrances usent la compassion
des meilleurs amis; quelques autres, même de fraîche
date, doivent venir providentiellement les relayer
pour que le chevet du malade ne reste pas désert.

Que j'étais humiliée de ma santé près de cette
pauvre Marie que la maladie a épuisée, et que maintenant une sorte de paralysie afflige pour une durée
inconnue! Cependant quelle patience! Combien je
suis loin de cette égalité d'humeur, de cette joyeuseté spirituelle! Oh! je le comprends, les dons les
plus précieux de Dieu ne sont point dans la force,
ni dans le bien-être du corps, ni dans la beauté extérieure. Ils sont dans les grâces qui fortifient et em-
bellissent les âmes : la soumission et l'espérance
chrétienne.

ENCORE MON JOURNAL

Qu'il est avantageux de ne trouver que des amis
dans sa bibliothèque! J'étais un peu désœuvrée cette
après-midi, et je sentais une espèce de lâcheté qui
dispose au *rien-faire*, qui feuillette les livres ou tire

l'aiguille sans rien produire ni au profit du temps
ni au profit de l'éternité, ni pour le corps ni pour
l'esprit! Toujours j'ai entendu admirer l'étonnant
avantage de n'ouvrir jamais le livre sublime de l'*I-
mitation de Jésus-Christ* sans y trouver un à-propos
pour son âme. Ce qui a lieu, disait un saint homme,
parce que tout y est toujours bon à tous.

Dans mon indolence intellectuelle, je voulus chercher à me réveiller en jouant au livre ouvert parmi
les derniers ouvrages ajoutés à ma collection, et recueillir au fur et à mesure ce que ce livre ouvert me
présenterait. Une fois de plus, j'eus le bonheur de
sentir que certaine inscription antique pourrait ici
trouver son application : REMÈDES DE L'AME. Oh! merci
toujours, ma bonne mère, et vous, mes sages et généreux amis, de toutes vos saintes précautions pour
garder mon cœur.

Il me semble qu'à l'ouverture d'un livre écrit par
un bon auteur selon la foi, on sent déjà dans son
âme la satisfaisante impression qui dispose l'esprit
à la vérité, la conscience au devoir. — Mais ouvrons
les yeux fermés. — C'est une histoire de France. —
Glissons mon épingle :

Renaissance. Oh! c'est une époque toujours bien
expliquée à la pension, mais pour laquelle je me
suis souvent posée en adversaire de ce pauvre frère,
alors que, comme ses maîtres, il s'obstinait à donner
aux païens le monopole du génie, ce qui me semblait

fort étrange, vu leur peu de relations avec le
Saint-Esprit.

Je vois que ce mot, *Renaissance*, n'a pas son acception ici. Il signifie « une réaction dans le sens de
la littérature grecque et latine. L'art cessa alors d'être
symboliquement chrétien et national pour revenir au
culte de l'art païen. Le culte de la matière succéda
à celui de l'âme, l'étude de la forme à celle de la
pensée, le sensualisme au spiritualisme. » Voilà
qui est singulièrement renaître. C'est bien ce que
l'on nous disait de cette page de l'histoire... Retourner à un passé infiniment moins glorieux pour choisir
les modèles des arts chez les païens, et appeler cela
progrès ! . . . .

« De tous temps la société chrétienne a pris la
tâche de transmettre aux générations futures Ho-
mère, Platon, Virgile, Tite-Live, et tant d'autres
historiens et poëtes qui ont contribué à la gloire de
l'esprit humain. Mais à côté de ces grands noms du
paganisme resplendissent d'un vif éclat les noms dont
s'honore l'Eglise : saint Justin, saint Jérôme, saint
Ambroise, saint Hilaire, saint Grégoire de Nazianze,
saint Athanase, saint Basile, saint Anselme, saint Bo-
naventure, saint Bernard, saint Thomas d'Aquin... Ces
géants de la littérature catholique ont d'autant plus
de titres à mes hommages, que leurs écrits sont con-
sacrés au triomphe de la vérité, aux victoires de
Dieu, et non à charmer la mémoire par de bril-

lantes mais aussi trop souvent dangereuses fictions.

. . . .

» Et cette réhabilitation exagérée des contemporains de Périclès et d'Auguste leur fit perdre de vue les trésors d'intelligence et de poésie que leur avait légué le moyen âge. »

Aussi Michel-Ange et ses grands imitateurs perdent pour moi de leur charme et de leur splendeur, quand je vois beaucoup de leurs œuvres religieuses. Elles n'ont pas l'air de venir de Dieu et ne m'y portent pas. Que me fait à moi la vérité dans la matière? Que me font vos belles mains qui n'ont point d'élan vers le ciel, et vos beaux yeux qui n'y regardent qu'avec le souvenir de la terre? Je veux que le peintre aille chercher son idéal sur la figure de Jésus et sur les traits de Marie. Je veux, en voyant les œuvres chrétiennes, m'agenouiller avec le désir d'adorer et d'invoquer. Mais assez d'histoire. Ouvrons ce petit livre, souvenir d'une compagne de classe et de première communion :

« *Charité.* — La charité bien comprise, bien pratiquée, en produisant en nous les éminentes vertus qui glorifient Dieu, y produit les aimables petites vertus de sociabilité et de politesse qui consolent et honorent les hommes.

» Jamais la science du monde et des salons ne nous mettra avec nos frères dans une vérité de rapports semblable à celle que la charité a établie. Par cette

douce vertu, nous rendons aux supérieurs ce qui leur
est dû de convenance et de respect; à nos égaux, à
nos inférieurs, à tous, ce que nous leur devons de
bonté et de bienveillance.

» Le respect affectueux pour les vieillards est aussi
un devoir, et l'accomplir avec générosité est le signe
d'une belle âme. Silvio rapporte que le professeur
Parini se servait de toute l'autorité qu'il avait sur
ses élèves pour les tenir respectueux envers la vieillesse. Un jour il était fort irrité contre un jeune
homme dont on lui avait rapporté quelque faute grave.
Il arriva qu'il le rencontra dans une rue au moment
où ce jeune homme, soutenant un vieux capucin,
criait, noblement indigné contre quelques mauvais
sujets qui avaient heurté ce pauvre serviteur de Dieu
et des pauvres. Parini se mit à crier avec lui, et,
jetant ses bras autour du cou du jeune homme, il
lui dit : « Il n'y a qu'un instant je te regardais comme
pervers : maintenant que je suis témoin de ta piété
envers les vieillards, je recommence à te croire capable de beaucoup de vertu. »

Voyons encore ce volume de Fénelon ; déjà je sens
que quand j'aurai vécu quelques instants avec ces
bonnes âmes, la mienne sera certainement en meilleure assiette, et je comprends que les bons auteurs,
au point de vue de la morale chrétienne, sont les
bienfaiteurs spirituels de la société, des familles et
des petites âmes comme la mienne.

« On aimerait cent fois mieux, surtout dans la jeunesse, faire à Dieu certains grands sacrifices, quoique violents et douloureux, à condition de se dédommager par la liberté de suivre ses goûts dans tous les petits détails. Ce n'est pourtant que par la fidélité dans les petites choses que la grâce du véritable amour se soutient et se distingue des ferveurs passagères de la nature.

» Il en est de la piété comme de l'économie pour les biens temporels : si l'on n'y prend garde de près, on se ruine plus en faux-frais qu'en gros articles de dépenses.

» Dieu compte pour rien dans nos actions tout ce qui éclate le plus aux yeux des hommes. Ce qu'il veut, c'est une intention pure, c'est une volonté prête à tout et souple dans ses mains, c'est un sincère détachement de soi-même. »

Mon Dieu, c'est toujours mon péché que le désir et l'attente des actions héroïques pour me donner à vous ! De cette vaine gloire délivrez-moi, Seigneur, et que votre bénédiction tombe sur mes toutes petites œuvres, pour les rendre grandes, c'est-à-dire dignes de vous ! Jetez les yeux sur mon cœur, pour qu'il apprenne à vous offrir les plus humbles travaux de ses doigts.

— Ce sera, disait mon amie, les élever à une valeur que n'ont pas ceux des savants et des artistes quand il les font sans cette offrande qui les consacre.

Avril.

Mon frère nous écrit toujours de bonnes lettres. Il a suivi les belles conférences du carême, et grâce à l'entourage tout providentiel qui l'a aidé à ressaisir la valeur de notre belle et consolante foi, il a conclu avec le saint orateur du carême, que la science ne saurait dispenser de se confesser humblement et ne peut détruire l'honneur qu'il y a de recevoir son Dieu. Oh ! quelle douce joie a inondé mon âme en lisant cette nouvelle ! Les prédictions de l'amitié et de l'expérience se sont réalisées avant le temps. On prévoit les bontés de Dieu, on ne connaît pas les heures précises de sa grâce. Ce bon frère est redevenu gai, il a retrouvé son amabilité chrétienne. Sa correspondance est pleine de belles pensées et de spirituelles réflexions. La paix de sa conscience lui a rendu sa joyeuseté d'autrefois. Il est toujours un peu malin ; mais sa malice est moralisée, elle ne se permet que des attaques bien générales et sur des sujets qui le comportent. On voit diminuer son culte pour les savants sans foi.

« Croiriez-vous, nous écrivait-il, que j'ai lu hier, dans un journal qui n'est pas rédigé aux petites maisons, cette réflexion incroyable : « Les sciences phy-
» siques, chimiques ou magnétiques ont déterminé,
» par leur application à nos besoins, un progrès sen-
» sible dans la vie de l'homme ; elles lui ont permis

» de prolonger son existence, sans cependant en re-
» culer la durée d'un seul jour. » Quel progrès !

Ce qu'il nous dit de la théologie de certains savants
qui veulent gouverner le ciel et la terre, et qui n'ont
jamais appris même leur petit catéchisme, est bien
aussi un peu railleur : mais en se moquant du présent de ces messieurs, il est plein d'un humble mépris
pour son passé, et voit surtout dans la folie des hommes
les suites de la disparition de Dieu.

Une lettre de ma maîtresse.

Chère fille,

J'arrive et je suis fatiguée ; j'ai presque envie de
dire : L'aquilon m'a longtemps oppressée. Mais vous
savez combien j'aime peu les allusions poétiques.
— Vous allez encore partir, dit-on, et je veux vous
dire : A Dieu ! A Dieu ! C'est ainsi qu'il faut l'écrire
et le penser pour exprimer un vœu consolant et consolateur. Oui, ma fille, soyez à Dieu partout et toujours,
pour qu'il soit à vous, qu'il bénisse votre voyage, que
vous y goûtiez de doux et d'innocents plaisirs en pensant à celui qui les permet et qui les favorise par tant
de créations merveilleuses. Vous avez raison jusqu'à
un certain point de vous étonner qu'on puisse se fatiguer de ces œuvres divines et les apprécier différemment dans l'arrière-saison de la vie. Ce n'est pas qu'on
en perde le goût ; mais celles des hommes ont sou-

vent fatigué et désenchanté l'esprit en abreuvant le
cœur. Alors ce qui est sous le soleil cesse de plaire,
on désire ce qui est plus haut. Et c'est encore un
petit chef-d'œuvre d'attention providentielle, puisqu'il
faut un jour se retirer de la terre.

Cette fois, chère fille et amie, je n'ai pas de bien
agréables notes sur mes excursions, et j'ai peu joui en
mes voyages. Vous savez mon goût pour les églises.
Quelques beaux vestiges m'ont encore épanoui l'imagination ; mais la pauvreté de plusieurs de nos temples
entourés de magnifiques demeures humaines m'a souvent attristé le cœur.

Plus d'une fois je me suis perdue dans la condescendance de Dieu et la négligence impie de tant
d'hommes qui trouvent toujours de quoi consolider
et parer leurs habitations et les monuments de la vanité. Dans une de ces églises, un grand prédicateur
avait été appelé afin d'y aider à une quête en faveur
de la restauration du monument. Comme j'étais placé
à l'écart dans le temple, je me permis ce que toujours
je vous ai défendu. Sous mon châle je sténographiai
la péroraison ci-incluse, qui vengeait si bien mon âme
affligée : « O éternel Roi des siècles ! voilà comment
on vous traite ! Vous languissez dans l'opprobre... et
de vaines créatures, qui n'ont que le souffle et le
tiennent de vous à toute heure, s'en vont chaque jour
étaler les scandaleuses magnificences de leur orgueil,
révolter les regards du pauvre, et nous préparer dans

leur luxe les malheurs que les femmes de Babylone
préparent toujours dans les grandes cités mondaines
à la veille de leur ruine. O peuple, ne cherchez pas
ailleurs la source des calamités qui vous accablent. »

Combien je sentais la consolation que me donnent
mes jeunes amies qui ne se parent point en Baby-
loniennes ! Ne serait-on que pour un joyau, une fleur
ou un ruban, dans cette perturbation chrétienne, ce
serait trop. Au revoir, ma fille. N'abandonnez jamais
votre âme à la tristesse ; gardez-la, confiante et sou-
mise, sous la main de Dieu. L'humeur noire est une
faiblesse qui pourrait briser pour le combat la meilleure de vos armes. Allez de bonne grâce faire cette
grande et belle promenade, et goutez-y tous les enseignements que le bon Dieu donne partout, même dans
la nature, où il n'y a pas une feuille d'arbre, une
goutte de rosée, un murmure du vent, une ombre,
un rayon, un silence, quoi que ce soit, qui ne porte
avec lui ce caractère de vouloir du bien. Allez, ma
fille, et beaucoup de plaisir.

Mai.

Cette chère maîtresse a beau dire ; je me réjouis à
la pensée d'un nouveau voyage, et j'ai le cœur gros.
Combien j'ai été satisfaite de trouver ce matin cette
pensée recueillie un de ces jours où l'ennui sans motif
vous envahit l'âme tout entière en la voilant de noir :
« Il y a des larmes dans tout l'univers, et elles nous
sont si naturelles, qu'encore qu'elles n'eussent pas de

motif, elles couleraient sans cause par le seul charme
de cette indéfinissable tristesse dont notre cœur est le
puits profond et mystérieux. » Et jugez que cette pensée
est d'un homme de génie. Moi qui croyais que ceux-là
ne pouvaient jamais s'ennuyer en eux-mêmes.... Je
croyais aussi que les grandes intelligences chrétiennes
devaient toujours garder une parfaite raison dans la
joie et dans la douleur. Pourtant ma mère dit que les
vrais chrétiens savent pleurer et rire sans erreur parce
qu'ils connaissent le prix des travaux et des peines et
la valeur des joies. Peut-être bien que les hommes de
génie sentent plus fort la douleur et aussi les petits
esprits. C'est toujours un rapprochement.

Quelle bonne narration j'ai entendue cette après-
midi, sans avoir envie de rire ! Notre brave fermier
nous a raconté bien des épisodes de sa vie honorable.
La foi y a constamment répandu tant de dignité, que
je ne me sentais pas même la plus légère tentation de
raillerie. Voilà seulement, il me semble, que j'entends
les fréquents *alors* et *pour lors* dont il ornait son
discours. Je me rappelle avoir lu quelque part que ces
bonnes gens ont un goût prononcé pour les mots
sonores, qui donnent à l'orateur peu habile le temps
de retrouver ses souvenirs, de former sa pensée et
d'en préparer l'expression. En même temps on sent
que son oreille flattée jouit complaisamment de la
musique du mot. Chacun veut avoir son éloquence.

Il est d'un bon exemple de voir l'intérêt et la bienveillance avec lesquels mes bons parents accueillent
les braves gens à qui ils ont affaire. Cela doit être aussi
bien encourageant pour eux. Il me semble que je ne
pourrai jamais avoir cette aménité.

J'ai écrit aujourd'hui à mon amie ce que j'éprouve
avec mes amies mondaines. Je lui ai dit combien je
m'ennuie dans leur société; ne vivant pas dans le
même milieu, je ne saurais goûter leur conversation :
elle me semble tout à fait dépourvue d'intérêt, je n'y
sais pas placer ma pensée. Est-ce l'amour-propre qui
ne veut pas descendre et faire de concessions? Cela
pourrait bien être. Si j'étais plus charitable, sans
doute je m'apercevrais bien moins des travers de ces
amies, que d'ailleurs j'aime toujours beaucoup, ou je
les verrais avec indulgence. J'ai dit à cette bonne amie
combien il me serait doux de leur faire du bien.

Cette chère Elise est si abusée. Déjà le monde se
moque des airs enfantins qu'elle garde en confiance,
croyant toujours lui plaire; il se rit de sa persistance
à fréquenter ses fêtes en toilettes de jeune fille. Mme ***
dit qu'elle a pu apprendre plus d'une fois l'impression qu'elle produit sur ce traître, qui l'accueille
encore en souriant, mais pour mieux s'en moquer.
Elle veut s'étourdir et n'y réussit guère. Et pourtant
voyez où la jette cette folle passion des plaisirs : tout
est fait autour d'elle pour la rendre heureuse, et ce

qui lui échappe du coté de la vie mondaine suffit à la préoccuper tout entière. J'ai dit tout cela à mon amie.

Sa réponse.

Chère fille, il est vrai que vous avez bien tardé à m'écrire cette fois ; mais ce n'est jamais qu'avec l'impatience de l'affection que je vous attends, sachant combien de touchants devoirs remplissent votre vie.

Je suis heureuse, ma bien chère Clotilde, des belles grâces que le bon Dieu continue à vous faire. Tandis que vos amies entrent déjà dans la phase des dédains et des caprices si cruels du monde, vous voilà heureuse de ce bonheur qui ne vieillit pas, parce qu'il participe à l'éternité. Cependant il ne faut pas, je crois, laisser là ces pauvres connaissances restées mondaines. Que deviendront les indifférents et les tièdes, si jamais ils n'ont l'occasion de se ranimer, de se réchauffer au soleil de la piété ? Je pense, chère fille, que nous ne devons pas être pour eux la fatalité, mais bien la providence. Sans doute, on se sent pleine de défiance à la pensée de ce qu'il faudrait de perfection pour aborder et fréquenter salutairement les mondains. Ils sont si exigeants avec nous, si attentifs à surveiller notre langue et toutes les échappées de notre esprit ! Ils ont tant d'intérêt à nous trouver en défaut pour se dispenser de chercher à mieux faire ! Mais vous avez le bonheur de posséder une conscience droite, et vous l'avez formée à la lueur des lumières

de la foi : alors il vous est aisé de vous tirer d'affaire
sans compromettre les inspirations de la piété. Vous
êtes souvent gaie, au moins d'esprit, et toujours dévouée de cœur : comment pourriez-vous être désagréable à qui que ce soit? Faites les sacrifices innocents qui doivent vous aider à apprivoiser ces pauvres
âmes. Elles s'effarouchent de ce qu'elles ne connaissent
pas ou de ce qu'elles ont oublié. Je vois d'ici A... toujours idolâtrée de son entourage, croyant le monde de
l'avis des siens, et oubliant de vieillir. Oh! oui, il lui
faudrait la vue des pauvres, du malheur et de ses variétés. Elle a l'âme tout amoindrie par la passion du
joli, de la bagatelle; elle a perdu de vue la vraie
beauté qu'elle croit connaître et aimer, et elle ne sait
plus bien ce que c'est que la vertu. Garder son âme
honnête lui suffit. Pourtant elle croit vouloir du ciel,
mais au prix qu'elle a l'habitude de mettre aux choses
qu'elle ne peut apprécier de son œil, de son oreille
ou de son cœur humain. Vous aurez raison de ne pas
vous faire l'interprète de la malice du monde envers
elle en lui répétant ses railleries. Il ne faut pas que
vous soyez l'exécuteur de son amour-propre, et peut-
être même faut-il encore lui laisser voir qu'elle est
gracieuse, quand elle tend au pauvre une jolie petite
main que l'on n'admire déjà plus ailleurs. Ce sont
des moyens qui paraissent indignes de la doctrine
et qui révoltent votre droiture; mais que voulez-vous,
ma fille? ces âmes sont si amollies qu'il faut les traiter

en convalescentes. C'est quelque chose de si délicat
que le commencement d'une meilleure vie après tous
les accidents du bonheur! Malgré toutes ses affections,
elle a beaucoup de vide dans le cœur, et son âme est
toute désœuvrée, parce qu'il lui aurait fallu d'imposants devoirs à remplir, et que l'on n'a rien laissé à
faire ni à son esprit, ni à son cœur, ni à ses doigts.
L'autre amie, bien moins appauvrie au moral, s'est
retrempée dans la religion par le dévouement à ses
neveux et l'obligation de revenir avec eux aux éléments de la foi. Cette vertu veut des œuvres. Vos
chers parents sont de bons auxiliaires de la vôtre.
Tâchez de gagner B... à la bonté chrétienne : cet esprit
si fin, mais si caustique, a besoin des humbles insinuations d'une solide piété, pour voir combien elle
s'éloigne du Dieu de l'Evangile, en une quantité de
circonstances où elle parle et agit avec des apparences
si peu humbles. C'est le moment de vous faire apprécier de ces amies d'enfance un peu infidèles, mais
qui vous reviennent, parce que le monde va se trahir
en les trahissant, se montrer dans toute sa laideur en
raillant en elles les premiers ravages du temps. La
méchanceté du monde renferme bien des grâces d'é-
lection pour les âmes de bonne volonté.

Le jeune X... reste d'une angélique piété; sa tante
a cultivé avec soin cette plante précieuse pour que
l'enseignement polytechnique ne la dessèche pas en sa
fleur. Vous savez combien les mathématiques sont peu

onctueuses; aussi la correspondance était-elle active
et choisie pour faire avec suite la part spirituelle si
fort négligée à côté des sciences.

Priez, priez pour moi, ma fille.

Un peu plus tard.

J'ai vu la mer, et c'est pour cela que j'ai fermé mon
journal : l'immensité ne peut se décrire. Oui, l'homme
a ses heures pour croire à la puissance de son génie;
mais devant l'infini de l'océan et du ciel, comme devant les abîmes de son propre cœur, combien il peut
se juger faible et impuissant !

Assez grand pour aspirer à s'asseoir à la droite de
Dieu ; assez petit pour tomber en toute justice anéanti
devant Celui qui l'a fait de rien.

Mes voyages sur terre me rendent verbeuse ; les
voyages sur mer me font rêver; je sais encore un peu
penser à tant de merveilles, à tant de majesté et de
grandeur, mais les décrire, c'est comme si je voulais
les peindre : alors je ferais une pièce d'eau en réduc-
tion, et quelques mouches voltigeant sur la plage.

Ce qui surtout charmera mon souvenir, c'est l'image
de l'Etoile des mers ; c'est le calme que donnait à
mon âme la conviction de cette bonté de la sainte
Vierge qui veille sur les flots, qui veille sur tous les
voyageurs de la terre et de la mer, de l'exil et de la
patrie, et toujours avec amour, qui toujours aime et
jamais ne juge, qui demande toujours grâce et jamais

justice. Oh! les impressions et les souvenirs de la foi
chrétienne sont les seuls suaves et profitables. Pourtant
je garderai, ce me semble, l'enthousiasme de mon
voyage ! « Ces divins silences de la mer et des champs
tranquilles, et la douceur des aurores, et la splendeur
des soleils couchants.... comment retrouver tout cela
dans la cité ? J'ai vu les obélisques et les colonnes de
nos palais : valent-ils les rochers que la mer a travail-
lés, creusés depuis six mille ans ? Nos places publiques
éclairées au gaz ont-elles l'étendue des plaines éclairées par les étoiles ? Notre macadam arrosé est-il com-
parable aux sables fins du rivage ? Nous aimons nos
pièces d'eau grandes comme la main. J'ai vu la vaste
mer lancer jusque sur nos falaises des navires armés.
C'est l'œuvre de Dieu que j'ai vue là tous les jours et
à toutes les heures du jour, toutes les nuits et à toutes
les heures de la nuit: » Ces paroles entendues à un
catéchisme de persévérance dans une ville du Midi,
non loin des grands spectacles de la mer, m'ont semblé une harmonie d'éloquence. Sans doute, c'est à la
beauté des lieux que l'on doit cette richesse de comparaison que j'ai remarquée dans la manière de caté-
chiser et de prêcher. Il y a dans le Midi tant de soleil,
de fleurs et de fruits ! « Qu'importe, mes jeunes amis,
disait un vénérable prêtre encore tout plein de verve
chrétienne, qu'importe au voyageur sur l'Océan d'a-
voir, sur son vaisseau, un mât étincelant d'or et des
voiles de soie, si le naufrage l'attend comme celui qui

n'a qu'un mât informe et des voiles grossières?
Qu'importe à un malheureux condamné à la mort la
forme du char qui l'entraîne, la beauté du soleil, le
parfum des fleurs et le chant des oiseaux sur son
passage? Oh! mes enfants, vous devez un jour vous
perdre dans le commun naufrage, vous êtes jeunes et
pleins d'espérances; mais un jour, vous dis-je, vous
viendrez vous heurter à la pierre funèbre et y resterez
immobiles? La sainte Ecriture dit elle-même que nous
sommes voyageurs sur la terre. N'ayez pas peur de
songer à ces vérités, mes enfants; c'est parce qu'on
les éloigne de votre cœur, que votre cœur devient si
égoïste, que vous êtes si vains et si malheureux. La
vérité ne porte jamais que des fruits salutaires et doux.
On se console de cette rapidité du chemin, parce que
de temps en temps on rencontre des objets qui nous
divertissent, des eaux courantes, des fleurs qui passent.
Enchantement! Les grâces, les plaisirs, la force, la
santé, la joie s'évanouiront. Ce moment vous paraît
éloigné, hélas! vous vous trompez; il se hâte, le voilà
qui arrive. Si longtemps qu'on soit au monde, y serait-
on mille ans, il faut en sortir. Mes enfants, usons
donc de ce monde comme n'en usant pas, et au lieu
de nous oublier au bord de la source qui nous désaltère et au pied de l'arbre qui nous a reçus sous son
ombre, dirigeons toutes nos pensées et nos désirs vers
ce monde meilleur où tout est permanent. »

Voilà des notes bien sérieuses dans un si beau

voyage. Mon Dieu, c'est que je sens aujourd'hui, par
votre grâce, comme je l'ai senti souvent au milieu de
toutes les merveilles que vous nous avez laissées ici-
bas, combien il est vrai que nul objet créé ne peut
satisfaire ni rassasier mon cœur ! Et puis ma bonne
mère est toujours bien souffrante, et ses douleurs sont
pour moi la plus triste des préoccupations. Cette chère
Anna m'a aussi annoncé tout doucement que ma respectable amie a été fort malade en mon absence.
Comme cette nouvelle m'a saisie et qu'il me tarde de
recevoir une de ses lettres ! Il est donc toujours vrai
que le bon Dieu frappe d'ordinaire plusieurs fois le
même coup, ou nous éprouve toujours à deux ou trois
reprises, de crainte que notre âme n'échappe à la
leçon.

Comme tous les meubles de ma chambre sont pou-
drés, quelle attention il faut pour empêcher tous ces
atomes de former une souillure sur les petits objets
aimés ! Pourvu qu'il y ait plus de suite dans celle que
j'ai donnée au soin de mon âme, et que toutes les
fautes que j'y laisse tomber chaque jour ne l'aient pas
trop souillée devant ce Dieu si bon, qui, pour se prêter à d'innocents plaisirs avec une adorable indulgence, ne reçoit si souvent de nous autres jeunes filles
que l'outrage de la vanité ou de l'oubli.

Juin.

Quelle variété d'humeur en mon pauvre esprit !
Hier, sérieuse et recueillie, je ne songeais qu'à Dieu.

Aujourd'hui, j'ai de meilleures nouvelles de ceux que j'aime, tout est calme et serein autour de moi ; je voudrais du bonheur et je me sens inclinée vers la terre pour en chercher. Tout y est si beau ce matin !

Idem.

Ce soir, ce n'était que la malice de mon esprit qui dominait; j'aurais voulu lui mettre la bride sur le cou et le laisser courir sans frein. Cette bonne Mme X... est pieuse et charitable, douce et dévouée; mais elle me semble si romanesque et si romantique! elle se pose si singulièrement! On dirait qu'elle est la caricature de ses sentiments. Dans la conversation, elle les a toujours sur les lèvres, et en marchant, elle paraît tenir son cœur sous un globe. Elle n'ose poser son pied à terre, de peur de heurter, ce semble, ce délicat organe de la sensibilité. Elle a lu les romans de son époque, et l'on assure que cette manière d'être en est l'effet. Mais elle est restée bien bonne, néanmoins. — Et moi, sans la réserve chrétienne, et les anges gardiens de la terre et des cieux, malgré ce que je puis avoir d'une certaine bonté naturelle, que ne se permettrait pas mon esprit? Chère et respectable amie, que diriez-vous, quand je me lance dans la conversation avec ce laisser-aller de malice vaine et que vous redoutez si fort?... Il faut sortir de ce mauvais pas, car je sens que j'y déplais à Dieu.

Juin.

Quelle touche ont les auteurs chrétiens! J'ai lu ce matin dans la vie d'un saint homme une suite de conversions dont il a été l'instrument, et qui sont écrites de manière à servir aussi glorieusement les arts que la foi; en voici un trait : « Depuis l'heure de sa conversion, ce vieillard avait la docilité d'un enfant. Enfin il prit l'arme d'un chrétien expirant; on avait placé au chevet de son lit un crucifix dont son père s'était servi pour bien mourir; il s'en saisit, et rien ne put l'arracher à son étreinte. Tantôt il l'élevait au-dessus de sa tête comme un drapeau; tantôt, le posant debout sur sa couche, il appuyait sa main dessus comme sur une ancre, et, dans cette attitude, il avait encore l'air assuré d'un marin. « Vraiment, je voudrais peindre cela; mais ici, c'est la parole seule qui peut nous donner toute la vérité et le sentiment du tableau. N'y a-t-il pas dans celui-là toute la poésie désirable?

Dieu m'a obligée aujourd'hui à me tourner vers lui. Ce matin j'ai vu donner les derniers sacrements à une jeune fille se mourant de la poitrine. Quel suave sacrement que celui des malades! Comme après l'avoir reçu, cette chère E... se trouvait calme! comme depuis cette heure on a vu l'angoisse de la mort remplacée par l'espérance toute rayonnante de la vie éternelle! Comment peut-il y avoir des femmes qui redoutent ce secours pour ceux qu'elles aiment?

J'ai pris la note suivante de la morale qui m'a été faite
ce matin au saint tribunal : « Une conscience droite
va à Dieu en chacune de ses actions comme à son
but naturel. Une conscience délicate ressent, après
les plus petites fautes, le sentiment de confusion affectueuse que lui donne la conviction de sa faiblesse et
de la bonté de Dieu. Ma fille, gardez la vôtre droite et
délicate, pour ne jamais connaître le remords des
fautes qui ôtent la grâce divine et humilient le
front. L'excessif amour-propre qui achemine à l'orgueil conduit à l'humiliation des âmes. — Si
Amélie, Louise ou Pauline me montraient le quart
des vérités que sait dire à ma confusion mon vénérable père spirituel, et qu'il me met sous les yeux
avec la sainte hardiesse de la charité, je frémirais
d'amour-propre. Ce n'est pas une preuve de ma
vertu; mais que l'on accepte ainsi des vérités qui
confondent l'orgueil, que l'on se sente le désir de les
entendre, et la reconnaissance pour celui qui les a
dites, je me le répète souvent, c'est une preuve divine.
Je ne me lasse pas de le redire.

Une lettre de mon amie.

Me voici, ma fille ! c'est vous dire que le bon Dieu
m'a remise sur pied sous ce beau soleil que vous aimez
tant, et que j'ai cru quitter pour un plus désirable,
dont je ne suis pas digne d'être éclairée encore, sans
aucun doute.

Vos intéressantes narrations de voyageuse ont été pour moi une douce lecture de convalescence. Vous avez encore trouvé des amis tout le long de votre voie, et cette bienveillance de ceux qui s'adressaient particulièrement à vous ouvrait votre cœur et disposait votre esprit. Eh ! chère enfant, rien de moins étonnant, rien de plus naturel, rien de moins méritoire. Votre âge est un bonheur, et le bonheur attire les hommes. Il y aura moins d'empressement quand sera venue l'heure d'en mériter davantage. Alors dites à votre amour-propre combien il serait fou de se prévaloir des faveurs qui tiennent à une si frivole circonstance. Quant aux préférences des bonnes âmes pour la jeunesse, c'est de la sollicitude morale. La crainte des dangers connus les fait s'incliner et tendre la main à ceux qui périclitent. Leurs avances sont de la charité. Les jeunes personnes qui s'abusent et prennent toutes les attentions pour des hommages, mettent bientôt à la place d'une aimable incertitude un aplomb qui détruit l'intérêt et les rend ridicules. La beauté, la santé, les riantes illusions de l'esprit, tous ces fragiles éléments de félicité sont des motifs sur lesquels s'appuient quantité de jeunes filles pour se pavaner dans la vie. Elles sont, sans se l'avouer, orgueilleuses de leur âge, de leur fraîcheur et du bonheur de leur imagination. Il n'y a là dedans aucun titre à la complaisance de Dieu, ni à la considération des hommes, et pourtant elles sont satisfaites

comme si le ciel et la terre leur devaient des honneurs. Cela est vraiment triste à considérer, n'est-
ce pas, ma fille?

Je vois que vous avez conclu avec la logique sacrée,
que rien sur cette terre ne peut combler les désirs de
l'homme, et que la perfection du bonheur est tout à
fait une question d'avenir : les heures du temps ne
sauraient l'apporter; elles n'en renferment que le prix
et l'espérance. Vous sentez aussi combien la varia-
bilité de notre âme est pleine de souffrances et d'humiliations, et il n'est aucune de nos vertus assez
stable pour que nous puissions établir la moindre
confiance en nous-mêmes. Il est certain aussi que
sans le frein de notre foi, la malice de votre esprit
nuirait peut-être bientôt à la bonté de votre caractère.
Dans l'admiration de vos saillies, vous cesseriez d'entendre les réclames de la conscience. Amie, tous les
droits du prochain sont sacrés devant Dieu et chers à
son cœur. Si le ridicule ne touche pas à l'honneur
de la vertu, il en détruit la dignité extérieure; et c'est
un grand tort à faire à ceux qui peuvent édifier,
que de les désigner à la satire. Il me semble que bien
des angoisses, bien des souffrances intérieures peuvent
être des punitions de ces fautes commises par la vanité
de la langue.

N'avez-vous pas déjà remarqué que les meilleures
âmes sont toujours les plus indulgentes? n'est-ce pas
parce que Dieu est infiniment parfait, qu'il pardonne

24

à tous? — Mais c'est qu'il est des personnes bien ridicules et bien égoïstes, dites-vous. — Cela est vrai, et il serait difficile de les supporter sans la conviction qu'on a aussi ses bizarreries, et sans cette autre plus sérieuse, qu'on a certainement sa culpabilité devant Dieu. Quelle suave habitude que celle d'un esprit qui sait pallier les torts et couvrir les ridicules du prochain! L'intelligence n'est un réel avantage que quand les effets en sont bienfaisants. Et quand on considère le peu de cas que Dieu semble faire du bien accompli par elle seule, on n'a plus guère envie d'y attacher une vaine importance. Que peut tout l'esprit du monde sans la bonté du caractère? Chère amie, vous vous rappelez le cas que faisait le trop fameux poëte anglais, de l'*Ave Maria* d'une bonne femme... Cela se comprend : même pour un impie la prière a plus de valeur que les preuves de l'intelligence.

Au revoir, ma fille, veillez et priez pour acquérir le degré de vertu où Dieu vous veut. Veillez pour vous maintenir dans cette sainte captivité qui ne permet pas les plus légères fautes de gaieté de cœur. Soyons bien convaincus que nous portons tous, plus ou moins marqués, les stigmates de notre origine, et que tous alors nous avons besoin de la douce pitié les uns des autres. Mais je vous ai dit adieu.

Juin.

J'ai lu ce matin, dans une charmante lettre d'un

père à sa fille, qu'il n'est pas défendu de savoir
d'autres béatitudes que celles de l'Evangile, comme
par exemple : « Heureuses les femmes vraiment
pieuses, parce qu'elles posséderont les cœurs. » Sans
doute, je suis bien loin encore de posséder ceux que
tant de fois je vous ai demandés pour vous les offrir, ô
mon Dieu ! Je le sais, ce n'est encore qu'avec le doigt
que je lis dans le livre de vos préceptes, et trop souvent j'ai feint de ne point entendre vos conseils, pour
que vous cédiez à tous mes vœux, si chers qu'ils
soient à votre miséricorde. J'attends votre heure,
notre Père des cieux, et je mettrai à vos grâces le
prix que vous voudrez, par votre grâce encore.

.   .   .   .

En recommandant à Dieu, dans ma prière du matin,
toutes mes anciennes connaissances de pension plus
âgées, il m'a semblé voir d'un coup d'œil du cœur
la dose de félicité donnée à chacune, et découvrir
clairement qu'elle ne se compose d'aucun élément
extérieur. Et je m'amuse à dresser cette petite liste,
qui s'est faite comme d'un jet dans mon souvenir ; je
l'ai intitulée :

**Hiérarchie du bonheur dans mes amies de pension
plus âgées que moi.**

Léonie L..., toujours brillante et parée, dédaigneuse de la vie ordinaire, belle, riche et honorée,

est sortie de la pension comme sort de sa cage un brillant oiseau humilié de l'obscurité. Depuis, toujours élégante et fêtée, elle s'est mariée sous les plus riches dentelles, avec les plus magnifiques cachemires. Elle a de charmants enfants, qu'elle n'aura pas le temps d'aimer, d'élever, de conduire à Dieu. 'Oh ! passons et prions ! Il n'y aura pas là de bonheur, et il y a du danger.

Armande B... est très-bien établie dans la vie, mais elle est gagnée à l'affection humaine jusqu'à l'oubli de sa foi. Elle a dit à son mari : « Votre Dieu sera mon Dieu ; » et comme il n'en a pas au ciel, elle n'a plus comme lui que ceux de la terre. Passons aussi et prions. Le bonheur, s'il peut être là, ne serait pas de durée.

Blanche D... aussi avait longtemps laissé vide à l'église sa place de jeune fille. Mais les deuils sont venus, son cœur a compris, il les a portés avec ces larmes qui sont sœurs des réflexions chrétiennes; elle a prié après avoir souffert. Il y a là un peu de retour à la félicité.

Valérie s'est mariée avec tout ce qu'il faut pour être heureuse : pieuse et sage, elle s'est unie à un digne homme. Sa famille déjà nombreuse lui impose chaque jour une tâche presque rude, mais le courage religieux y suffit. Tu es heureuse, je crois, et Dieu en soit béni, car tu m'as souvent causé l'admiration et le désir de la vertu, en la voyant en toi si belle et si bonne.

Voici passer Claire, pauvre infortunée selon le monde, obligée de travailler sans relâche pour faire vivre ses vieux parents. Mais l'amour trouve toujours son fardeau léger : Dieu le veut, c'est sa devise, et au milieu de toutes ses fatigues, elle se montre sereine et radieuse de cette beauté que donne le généreux accomplissement du devoir. Elle est heureuse.

Et vous, Elisabeth, je vous vois jouir d'un bonheur vrai et inaltérable dans votre humble dévouement à un père infirme. Votre cœur fait tout le bien qu'il doit et qu'il peut, et le regard de votre âme est au ciel. Heureuse !

Mais voici Pauline, Pauline à laquelle je répète la citation de je ne sais quel auteur :

Mon génie étonné tremble devant le tien.

« La grâce de Jésus-Christ brille dans ton âme, reflète sa lueur céleste dans ton regard et sur ton front, et imprime à toutes tes actions ce calme, cette paix, cette supériorité de bonheur que je ne vois nulle part. » Oh ! toi tu surabondes de joie intime. On dirait que pour toi le ciel est sur la terre, ou qu'au moins il y commence. Mais tu me montres ta bure, fille de la Charité, et la petite croix qui pend à ta ceinture m'explique le mystère de tous les dévouements qui portent ta félicité à ce degré céleste.

Ah ! je ne puis oublier devant Dieu, dans mes prières du soir, cette chère protégée de Marie, dont on m'a

24 *

dit aujourd'hui les épreuves extrêmes et le salut
inespéré.

Nous l'avons vue un instant près de nous, cette
pauvre enfant dont je tiens l'histoire d'une bonne
religieuse qui a elle-même concouru à la sauver.

Que de souffrances, que de périls sur une tête de
dix-huit ans !

Il me souvient d'avoir autrefois, avec certaines
compagnes, traité bien légèrement les avertissements
graves et les sombres récits de nos maîtresses.
« C'étaient des romans composés à plaisir, et dans
lesquels entrait toujours, disaient les plus malignes,
quelque croque-mitaines inventé par leur zèle, pour
nous obliger à devenir sages. » Je n'étais pas plus
mauvaise, mais j'étais bien aussi incrédule que les
autres.

La foi naît souvent de la douleur. Maintenant que
j'ai souffert et vu souffrir, je crois à ces tristes événements que Dieu met dans la vie des jeunes filles les
plus heureuses pour les ramener au salut.

Les religieuses de la communauté voisine de Fourvières quittaient l'oratoire pour aller prendre leur
repos, lorsque tout à coup on entendit la sonnette
retentir bruyamment. La tourière en eut peur. » Qui
est là? — Une pauvre fille, une âme à secourir. »

Les supérieures hésitaient à ouvrir parce qu'il était
tard. Cependant, après un court dialogue à la grille
du tour, on accueillait la suppliante. La jeune fille,

dont l'extérieur n'avait rien que de très-convenable, obtint tout d'abord l'intérêt de la communauté. Elle dit bientôt sa vie. D'indicibles infortunes l'avaient frappée et laissée sans ressources. Les grands parents qui l'avaient recueillie, et qui seuls auraient pu abriter sa jeunesse, moururent bientôt. Pour gagner sa vie, elle travailla dans un magasin. La tâche était au-dessus de ses forces; sa santé ne suffisait point à l'activité qu'il lui fallait dépenser. La pauvre enfant tomba malade. Elle fut reçue à l'hôpital. Jusque-là on avait pu la soustraire à l'influence de sa mère : on ne lui avait point révélé toute l'étendue du danger qu'elle courait près de cette femme vraiment indigne du nom de mère ; mais la jeune fille l'avait compris. Réclamée à l'heure de la convalescence, quand elle put de nouveau entrevoir l'étendue de son malheur, sans aucune défense, elle ne vit le salut que dans la fuite. Elle était venue à Lyon, ne sachant ce qu'elle y venait faire, mais voulant fuir.

Elle était là depuis quelques heures, triste et sentant croître son découragement : « Sans famille, sans asile, sans protection, sans amis; personne, personne au monde; rien... rien... sur la terre pour moi, disait-elle, et demain peut-être retomberai-je dans les lieux que je fuis; plus d'issue, ni pour l'âme ni pour le corps; non point d'issue... finissons ici. »

En disant ces mots, elle allait s'approcher du fleuve, lorsqu'elle aperçut, du haut de Fourvières, la

Vierge puissante qui étend les bras vers la ville qu'elle
protége. La jeune fille était demeurée frappée de
cette vue. Il lui semblait que ces bras étaient ouverts
pour elle seule : Marie parlait à son cœur : « Viens,
mon enfant, dans mes bras; c'est pour les orphelines
comme toi que je suis mère ; je connais la douleur
et console l'affliction. N'ai-je pas souffert dans les
délaissements de mon fils? ne l'ai-je pas vu mourir
sans pouvoir l'assister ? Ah! ne l'offense pas, c'est
pour toi qu'il mourait ; ne l'offense pas; viens, je
te consolerai. » Et la pauvre fille gravissait la montagne en fondant en larmes ; elle venait près de Marie
demander son pardon et son secours. Entrée dans le
pieux sanctuaire, elle vit une femme quitter le con-
fessionnal en pleurant. « On a écouté et consolé
sa douleur, on aura pitié de la mienne au nom de
Marie. » Elle trouva, en effet, l'homme de Dieu
qui conseille et qui console, et ce fut lui qui l'envoya
à la porte de salut où elle était venue heurter.

On ne fit nulle difficulté de la recevoir comme
l'enfant du ciel envoyée par Marie, et on la garda à
la maison jusqu'à ce qu'un jour une chrétienne fort
recommandable par sa charité, mais dont le cœur était
triste et le foyer sans enfants, vint à son tour solliciter
la charité des religieuses et leur demander une jeune
fille qu'elle voulait adopter : l'enfant était trouvée,
l'adoption se fit.

Ce que j'oubliais de dire et ce qui sera la morale

du récit, c'est que le sac de la fugitive, visité par les bonnes religieuses, renfermait les résolutions de sa première communion, et, entre autres, celle de ne jamais manquer de dire chaque jour le *Souvenez-vous*. Et l'enfant n'y avait jamais manqué, si ce n'est le jour de l'affreuse tentation devant le fleuve. Ce ne fut qu'en apercevant Notre-Dame qu'elle dit ces mots : « Souvenez-vous, » le reste s'était perdu dans le trouble et le désir de son cœur. Mais Marie avait achevé, dans sa miséricorde, une prière commencée dans la confiance de l'amour.

.   .   .   .

Juin.

Je me passais facilement des subtiles persécutions de Mme ***, et son absence me semblait peu regrettable. Il est bien vrai que ce n'est pas l'esprit qui forme les liens de l'amitié, ni même de la société. Amie qui n'as que de l'agrément d'intelligence, qui n'offres pas à mon âme conformité de foi et de sentiment, je ne te laisse pas ce titre d'amie ; tu n'es qu'une connaissance, un de ces oiseaux que la saison amène, que la saison remmène, et qui ne laisse que le souvenir de son gazouillement.

Enfin, Mme *** est de retour, et déjà elle est venue faire, comme dit mon père, du sophisme de femme pour disposer ma mère à me donner certains plaisirs qu'elle n'admet pas. Il s'agit d'une fort belle noce où

je dois être invitée, sans qu'il y ait obligation d'y
assister. La réponse un peu sévère qui, cette fois, lui
a été faite de façon à lui ôter toute espérance, me
laisse penser qu'elle ne reviendra plus sur cette question. Ma bonne mère n'admet pas que l'assistance
à une noce soit de bonne éducation chrétienne quand
il n'y a pas nécessité. Je dois me ranger de son côté ;
mais l'enchanteresse m'ébranle toujours un peu ; du
moins, elle me crée des tentations. Pourtant quand
ai-je plus souffert en mon esprit et en mon cœur ?
n'est-ce pas quand j'ai goûté tant soit peu des plaisirs
du monde ? De cette voix, bon ange, délivrez-moi.
Il est si doux d'être restée près de sa mère et des amis
qu'elle vous a choisis !

Combien Anna s'est montrée heureuse du petit présent que je lui ai fait à mon retour ! On dit vul-
gairement que les petits cadeaux entretiennent
l'amitié. Je ne demande pas mieux que de croire à
l'effet de cette recette, quelque singulière qu'elle
paraisse tout d'abord à ma délicatesse. Mais il nous
semble qu'il est surtout précieux de choisir au profit
de la foi ces offrandes de l'amitié. Anna me donne
toujours des souvenirs tout célestes ; son exemple me
guide, et je suis bienheureuse quand il m'est si facile
de le suivre. Quel accueil gracieux elle fait aux
modestes présents d'une amie moins riche ! Il est
vrai qu'on ne l'a pas gâtée, et qu'il est pour elle
bien des jouissances qui n'ont pas été laissées à des

jeunes personnes de médiocre fortune. Et puis, comme avec le bon Dieu, c'est toujours l'intention qui fait le prix de ce qu'on lui présente.

Juillet.

Je vais perdre cette bienfaisante amie ! Il est d'autres causes de séparation cruelle que la mort. Anna se marie, et je la perdrai, et je sentirai cette perte en mon âme tout entière.

Le choix que l'on a fait pour elle est si digne des principes de ses bons parents, que certainement elle aura du bonheur. Il y aura la félicité qui résulte de la similitude de la foi et des sentiments. « Sans doute, dit ma mère, les conditions de la vie ne changent point, mais on les connaît, on les attend, on les accepte, on les bénit ensemble, quelles qu'elles soient, et c'est la paix des enfants de Dieu. »

Comme les saints ont le don des âmes et la clef de tous leurs secrets ! et combien la Providence de Dieu sait les mettre à l'œuvre comme instrument de sa miséricorde par toutes sortes de petits moyens aussi salutaires qu'inattendus ! Que j'ai été heureuse aujourd'hui du secours arrivé à ma pauvre âme par la main de mon père ! Combien m'a fait plaisir ce joli livre que lui avait remis pour moi la bonne sœur Saint-Louis ! « Tiens, ma fille, comme je suis sûr que ce n'est point un roman, je te le donne sans le faire passer par la critique maternelle. Peut-être bien renferme-t-il des armes contre ton père ; mais tu les

manieras si charitablement que je n'en saignerai pas.
Et vogue la galère ! Cette chère sœur qui panse les
plaies avec tant d'onction ne saurait nuire à qui que
ce soit. » Ce bon acte de foi en la vertu d'une sainte
fille me semble l'acheminement à un autre que j'espère
de votre grâce, ô mon Dieu ! et par votre intercession,
ô Marie !

Qu'il était gai ce bon père, et qu'il est doux de le
voir ainsi ! J'ouvre donc mon petit livre, et je vois,
sans chercher, ces paroles que les vagues idées de
plaisirs avaient rendues si nécessaires. Après le souvenir que laisse en moi la moindre jouissance mondaine, je me sens affaiblie : que serais-je, si je
prenais celles qu'en de mauvais jours j'ai parfois rêvées.
« Après tout que suis-je ? un roseau agité par le
moindre souffle. Il va à droite, à gauche, ou même
constamment d'un côté, mais au gré des vents fan-
tasques. Tel est l'homme, ô mon Dieu ! (à plus forte
raison moi). Et vous nous bénissez ! C'est la volonté,
la prière délibérée et dévouée qui comptent seules.
En vous donc, en tout lieu, en tout temps, Seigneur, je me dirigerai, je me reposerai et j'attendrai. L'imagination se promène dans les chimères,
mais une énergie tranquille nous reporte en haut
pour nous soutenir en Dieu. »

Mon Dieu, ne permettez pas que mes sentiments
soient trop au-dessus de mes actions, ma conduite
trop éloignée de mes sentiments. La vertu sur le

papier n'est pas difficile, et bien souvent je n'en ai que là.

Alors je ne fais que dire : « Seigneur, Seigneur ! » et ce n'est pas cela qui fait entrer au royaume des cieux.

Sur mon opuscule il y avait encore : « Ayons un cœur d'enfant pour Dieu, de mère ou de sœur pour le prochain, et de juge pour nous-mêmes.

» Faisons le mieux que nous pouvons les choses de tous les jours, et ne soyons extraordinaires qu'à force d'être ordinaires.

» Redoutons ce système nouveau, si respectueux pour l'Evangile, mais si habile à en éluder l'esprit, à en oublier les préceptes, et que le monde lui-même condamne sous le nom de religiosité.

» Redoutons ce système si empreint de mollesse, où l'on associe les joies du monde avec les pratiques les plus pieuses, où l'on mêle les bonnes œuvres à la dissipation, à toutes les recherches du bien-être, à toutes les indulgences de la vie. »

Merci, ô mon petit livre !

On est si heureuse de trouver le trait qui met en lumière une pensée confuse !

Ce matin j'ai retrouvé cette lettre d'une amie de pension, et je veux faire postérité à cette bonne enfant, enlevée sitôt et qui eût pratiqué un si doux prosélytisme.

Lettre de A. H... à son frère, qui lui avait exprimé
la crainte de la voir devenir trop dévote.

Mon bien bon frère,

Tu sais bien qu'en pension on ne fait pas toujours comme on veut ; les heures y sont tellement
réglées dans leur emploi, qu'on doit attendre patiem-
ment celle qui donne la permission d'écrire à ceux
qu'on aime. Aussi n'ai-je pu être exacte comme je
l'aurais voulu pour rassurer ton âme alarmée.

Déjà plusieurs fois j'ai pu te supposer dans l'erreur à mon sujet ; mais il ne m'avait pas été possible
de voir, comme dans ta dernière lettre, combien tes
inquiétudes tombent droit sur notre manière de procéder au salut éternel. Tu crains qu'on ne fasse de
moi une dévote ombrageuse et sauvage. Cette crainte
est fondée sur quelques mots de piété trouvés de temps
en temps dans ma correspondance. Mais, mon bon
frère, dans ces relations intimes ne fait-on pas
mémoire de tout ce que l'on aime ensemble ? Et cette
foi à laquelle j'ai besoin de faire allusion souvent
dans nos causeries, n'est-elle pas celle de mes parents,
n'est-elle pas celle que tu as gardée au milieu des
doctrines si infidèles de tes professeurs, et de l'indifférence ou de l'impiété de tes condisciples ?

Peut-être, me trouvant dans une atmosphère de
carême avec sermons donnés tous les jours, et tout

impressionnée de ce que j'entends, j'aurai laissé
prendre à ma phrase une forme un peu sermonnaire
et j'aurai oublié de te parler de nos plaisirs de carnaval. Pardonne-moi tout cela, et calme-toi bien au
sujet de ce degré de piété qui t'épouvante, parce
que tu as peur qu'il ne compromette tes plaisirs de
famille. Oui, mon bon frère, je serai, avec la grâce
de Dieu, assez dévote pour remplir tous les devoirs
que prescrit notre bien-aimée foi catholique, apostolique et romaine. Je ne manquerai jamais à la
messe le saint jour du dimanche, et tu m'y accompa-
gneras comme tu le faisais avant ton départ. Vou-
drions-nous être moins pieux à ton retour parce qu'il
y aura nécessité de l'être davantage? Et voudrais-tu
que ta sœur ne respirât que l'encens de la vanité? Oui,
je désire être pieuse, pour ne pas devenir vaine et
légère comme tant de jeunes personnes que tu es toujours disposé à railler et à qui tu refuseras peut-être
ton estime. Oui, j'assisterai à la messe souvent dans
la semaine, et je m'approcherai des sacrements plus
souvent que toi sans doute ; car toute notre vie étant
consacrée au dévoûment, et à un dévoûment dont
vous, messieurs, devez sans cesse profiter, qui aide à
composer votre bonheur, il faut retremper fréquem-
ment notre âme au foyer de la charité.

Voyez, que vous soyez aimable ou non, dès que
vous êtes notre père, notre frère ou quoi que ce soit
dans la famille, nous sommes obligées, de par cette foi

que vous redoutez si fort, de travailler de tout notre pouvoir à vous offrir sans cesse la plus forte somme de bonheur. Bien fou vraiment qui veut nous exposer à la diminuer en diminuant nos ressources intérieures. Oui, je désire de tout mon cœur être dévote autant que Dieu le veut et comme il le veut. Et à ces conditions, mon bon frère, je ne saurais compromettre ni ton bonheur ni même ton plaisir, puisque j'assurerai autant que possible la solidité de l'un et l'innocence de l'autre. Nous serons heureux par le devoir et réjouis par la paix de la conscience. Avec cela le plaisir est toujours facile, etc., etc.

Août.

J'ai revu cette amie H. P..., déjà si brillante d'esprit et de charmes aux yeux de la pension. La spirituelle, l'agréable Honorine, riche, habituée au monde où elle est admirée de tous, mais simple et naturelle dans ses succès.... On dirait qu'elle ne les voit pas. Comme la félicité lui est donnée largement! Et comme je me trouve terne et peu satisfaite en sa présence! Au milieu de tous les avantages qui la rendent supérieure, elle reste si bonne et garde pour tous tant d'aménité! Quelle abondance de bienfaits sur une seule tête! Mon Dieu! que de fois j'ai la tentation de vous demander pourquoi vous m'avez moins donné, comme si vos bienfaits dans le temps avaient d'autre valeur que celle que vous y attachez pour l'éternité, et comme si vous n'étiez pas le Dispensateur suprême!

Plus tard.

Février.

Le jour d'une fête que puis-je écrire, si ce n'est un mot de prière pour que le bon Dieu ne m'abandonne pas à ma faiblesse? Mon Dieu, laissez-moi voir toutes mes misères au milieu des flatteries du monde.

Le surlendemain de mes plaisirs.

Mon cœur était trop engagé en cette affaire pour être grandement exposé; j'aurais voulu un motif plus élevé pour me soutenir avec plus de gloire intérieure. Mais la pensée de cette prochaine séparation d'une amie si chère est toujours à la tête de mes autres idées. Pourtant n'est-il pas vrai que dans cette partie supérieure de l'âme, on peut toujours faire comme le recommande ce cher pasteur, la part à Dieu?

D'abord, j'allai le prévenir du danger que je pouvais courir à cette réunion des fiançailles d'Anna. D'après son avis, j'avais à m'observer beaucoup dans la conduite à tenir avant, pendant et après la soirée.

« Chère enfant, on rapporte que Véronique, après avoir essuyé l'adorable face du Sauveur, rentrant chez elle avec le voile où Jésus avait laissé l'empreinte de ses traits divins, se plongea en une méditation pleine de tristesse et d'amour, après laquelle elle prit l'irrévocable résolution de renoncer aux maximes et

aux pompes du monde, « car, disait-elle, le divin
Jésus m'a laissé un souvenir. »

» Et vous aussi, chère fille, vous avez reçu, non
pas une fois, mais combien de fois, des souvenirs de
votre Dieu! combien de fois déjà il vous a donné ›
non pas seulement son image, mais il a mis son
cœur contre votre cœur dans le sacrement des sacrements! Que de souvenirs vous sont envoyés chaque
jour, du ciel, de la main de votre Dieu! Ma fille,
laissez-moi dire ma pensée. Ne devenez pas mondaine, même pour le plus petit moment.

» Les jeunes filles vouées au monde sont sans cœur
avec Dieu, sans raison et sans dévouement avec le
prochain.

» Donc, ma fille, *conduite avant le bal :* une petite
réflexion, une petite prière, une intention pure et
droite dans la toilette.

» Une petite réflexion pour ne pas dire méditation,
et cela sur les sujets les plus sérieux : la croix, la
couronne d'épines, la mort, le jugement, et même
l'enfer, si vous aviez peur de trop vous dissiper, oui,
même l'enfer. N'ayez pas la faiblesse de croire que
ces grands principes puissent gâter aucun plaisir. La
conscience de bonne volonté les revoit toujours sans
effroi, et c'est à la fidélité à en garder le souvenir,
qu'elle doit de ne pas trouver triste le matin du lendemain.

» Ces sujets de méditation sont si faciles et si riches

qu'il suffit d'un souvenir pour faire naître toutes sortes d'enseignements salutaires, et pour l'avenir, et même pour le présent. Il est telle danseuse qui, pour n'avoir pas voulu ou su en faire usage, s'est éveillée la conscience éperdue, dans le trouble et la confusion de son esprit et de son cœur, avec la terreur du péché et la conviction de n'avoir point échappé au ridicule de sa vanité.

» Je demande aussi une petite prière au cœur de Jésus et à celui de Marie, afin d'obtenir leur divine et chère compassion. Un mot de supplique à l'Ange gardien. Oh ! ma fille, qu'il soit consolé en reposant son regard sur vous et sur vos compagnes. Intention pure et droite dans la toilette ; énergie soutenue avec toutes les personnes qui seront appelées à s'en occuper. Mais je ne saurais insister sur cet article, connaissant votre digne mère. C'est pour vous seule que je dis : Pas de recherche, mais une belle simplicité. Si l'on a dit qu'un homme d'esprit n'est jamais laid, bien d'autres ont trouvé qu'une femme modeste est toujours belle.

» *Pendant la fête*, je demande encore une petite prière. La définition qu'en donne le catéchisme vous laissera comprendre que vous le pourrez sans interrompre le moins du monde les plaisirs des autres. Un regard du cœur en haut, pour ramener doucement l'esprit à la raison, à la foi, à son Dieu : — Au secours ! A moi ! mon Dieu ! Marie, ma mère, je vais peut-être défaillir pour cette parole flatteuse, cet

empressement, ce succès d'un instant. Fermez les yeux
le plus tôt possible sur ces hommages dont il faut tant
retrancher si l'on n'en veut garder que la vérité.
Beaucoup de réserve et une dépense d'esprit très-
modérée. Je n'ai point non plus à insister sur la convenance des danses, sachant que vous observerez dans
le choix la plus stricte réserve. Une jeune personne
qui se respecte, se répète, comme certain homme
célèbre partant pour assister à une réunion du monde :
Soyons distingué, c'est-à-dire : restons chrétienne.
Alors on ne les voit jamais tourbillonner avec les évaporées du monde.

» *Conduite après le bal :* aller se coucher vite , et
dormir, si l'on peut, après un tout petit examen et
une courte prière. Oh ! comme le cœur est fatigué ! il
n'en peut plus. Oh! comme il retombera en Dieu de
tout son poids. N'ai-je pas pris goût à toutes ces vanités ? Se rappeler rapidement ce qu'on a dit et fait...
ses pensées, ses désirs , vite mais assez bien pour
y revenir le lendemain et prendre ses résolutions.

» Un peu de chapelet pour dormir ; rien n'y dispose si bien quand on est fatiguée.

» Le lendemain beaucoup de réserve dans ses paroles, beaucoup de charité dans ses récits, beaucoup
d'élévation vers Dieu. Bon courage, chère enfant ! si
vous ne quittez pas votre Père céleste, vous ne sauriez
faillir ; s'il vous ramène, vous ne sauriez rien désirer
ni regretter avec trouble. »

Et bien autre chose que ce bon pasteur a dit à mon âme. Vraiment ce qu'il y a de plus intéressant dans mes plaisirs, c'est ce qui m'a été dit contre mes plaisirs. Volontiers j'y serais retournée pour en entendre médire aussi paternellement. « Allez, ma fille, pénétrez-vous bien de cette vérité : que nous portons avec nous nos piéges et nos filets. Mais soyez aussi convaincue de cette autre : Les vrais fidèles portent partout avec eux leur temple et leur autel. »

« Pourquoi ne valsez-vous jamais? demandait à Anna une petite étourdie. — Ma bonne Louise, c'est que je trouve qu'une jeune personne ne saurait trop se respecter, si elle veut qu'on la respecte assez. »

Que je vous remercie, mon Dieu, de ce calme que vous m'avez laissé! Soyez béni mille fois de m'avoir surtout fait sentir la perte que je ferais en une précieuse amie, et d'avoir mis le déchirement du cœur à la place des illusions.

Oh! chère et pieuse amie, je ne t'ai vue en cette fête que les yeux voilés de larmes. Qu'est-ce qu'une joie qui nous montre une douleur si rapprochée et si cruelle? Seigneur, vous qui avez tant aimé votre ami, donnez-moi le courage de supporter cette séparation trop prochaine.   .   .   .   .

.   .   .   .

.   .   .   .

Quelle charmante conversation a cette chère Anna! Avec ses principes et les bonnes et agréables acquisi-

tions qu'elle a faites, jamais elle ne se permet de critique, et jamais il n'est nécessaire d'avoir recours
aux travers ni aux ridicules du prochain, pour dé-
frayer ses entretiens. Les railleries sur les faiblesses
d'autrui sont des ressources pour ceux qui n'en ont pas
d'autres. C'est l'indigence d'esprit qui se sert de ces
moyens infimes. On me l'a dit souvent.

Hier soir, j'ai vu en mon âme bien des laideurs.
Oh! mon Dieu, quel abîme de misères! Orgueil qui
me fait détester la moindre observation; orgueil qui
veut que l'on m'obéisse; vanité qui me fait tant aimer
à être consultée, à rendre adroitement service. Orgueil
qui me fait chérir la première place et prendre la
dernière pour qu'on m'y cherche; vanité des vanités
qui me fait désirer l'estime de telle personne, elle-
même estimée; orgueil qui ne veut pas de l'appréciation de telle autre; orgueil qui me fait souvent fuir
certain monde où je ne serais pas goûtée; vanité
qui me fait aimer certaines études, certains auteurs,
ou qui me souffle tout bas mon éloge à cause de cette
préférence raisonnable, tandis que tant d'autres jeunes
filles les connaissent à peine; vanité qui me fait
choisir une robe plus simple mais non moins belle,
une coupe bien convenante mais toujours élégante;
vanité dans le soin que j'exige dans toute confec-
tion; vanité qui ne veut pas de bijoux, mais qui ne
demande pas mieux d'être admirée dans sa simplicité;
vanité qui me fait tour à tour traiter les questions les

plus opposées, me livrer devant certaines personnes
aux soins du ménage, devant d'autres aux travaux à
l'aiguille, et m'occuper de tous les deux avec satisfaction de moi-même près de tous ceux qui m'y donnent des louanges. Vanité qui me fait mettre le plus
de perfection possible dans les jolis ouvrages, et la
plus grande simplicité dans les vulgaires raccommo-
dages pour exceller en adresse et en raison. Vanité,
et toujours vanité, qui me poursuit jusques dans l'obscurité de ma vie de famille, jusques dans mon maintien
à la prière, à l'église, jusques dans mes souvenirs les
plus précieux, dans mes désirs les plus saints, jusques dans l'aveu de mes fautes peut-être ! Oh !
pauvre raison humaine que l'on vante tant en moi, où
me conduirais-tu sans les lumières de la conscience
chrétienne? Que me reste-t-il qui ait droit à l'estime
des hommes? Et devant Dieu, puis-je avoir d'autre
mérite que la confusion de tant de misères? Oh !
oui, c'est au cœur et dans la volonté qu'il faut avoir
les sentiments et la pratique évangéliques pour que
Dieu y voie de la vertu.   .   .   .   .   .

Combien cette pensée de ma mère m'a semblé
frappante : « Les femmes, pour être réellement
bonnes, doivent avoir les qualités de la victime : la
douceur et la justice. »   .   .   .   .   .

.   .   .   .

Je l'ai éprouvé encore, il ne faut pas trop s'abandonner au plaisir de la douce liberté goûtée dans une

belle campagne qui prête à la rêverie. Certaine jeune
personne s'extasie souvent sur le clair de lune; Anna
trouve que les pensées qui naissent à la pâleur de cet
astre, donnent bien peu de ton à l'âme; et je comprends que la religion prend aussi, avec ces personnes
romanesques, la teinte de leurs idées. Elles ont un
spiritualisme peu glorieux à Dieu, et sans utilité pour
le prochain. La foi catholique seule a le secret d'un
spiritualisme sanctifiant et profitable aux autres;
partout ailleurs il n'aboutit qu'à la phrase. Aller du
Dieu de la création au Dieu de la croix, de la promenade à la prière, c'est un repos divin. » Cette pensée,
mise à la première page d'un petit livre qui occupait
toujours ma poche de pensionnaire, me rappelle notre
méthode de promenade et les précautions qu'on nous
faisait prendre contre notre imagination. Dans ces
doux loisirs goûtés en pleine campagne, après une
longue course dont le but était quelque beau lieu
solitaire, on nous faisait une solide et agréable
lecture, pour ramener à l'ordre nos pensées si facilement en déroute. Les soins que l'on prenait de nous
alors, en même temps qu'ils étaient des préservatifs
actuels, nous donnaient aussi des leçons pour l'avenir.
Il me souvient encore de la résolution, prise à cette
époque, d'emporter toujours avec nous, en voyage,
un petit livre de bienfaisante lecture, et d'en donner
de temps en temps quelque passage à notre âme.

15 mai.

Après avoir tant joui de l'arrivée prochaine de notre
bon Paul, mon père était triste ce matin près de nous.
Il poussait de longs soupirs pleins de soucis. Cependant la bonne Providence l'a servi, ce cher enfant,
avec toutes les délicatesses de son adorable maternité.
Le voilà installé dans la vie avec d'autant plus d'honneur qu'il s'y est remis sous l'œil de Dieu. Il n'y a
plus à lui donner qu'une compagne. Ce dernier service, le Ciel nous le rendra comme tous les autres.
Mon bon père même ne peut en douter, et il s'attriste ! Y a-t-il des soupirs qui pressentent des douleurs imprévues et différentes de celles que l'on redoutait vaguement?... Jamais ma bonne mère ne se livre
à aucune influence de l'imagination. A l'avenir et aux
mystères du lointain, elle oppose la confiance ; au présent heureux ou éprouvé, elle donne sa reconnaissance
ou sa résignation. « Plus mon fils est près du but, dit
mon père d'une voix presque sombre, plus mes préoccupations grandissent avec lui. — Eh ! mon ami, je
vais repartir comme ce brave professeur consolant
une mère qui poussait le même soupir : « Si notre
fils devenait de plus en plus petit, nos soucis ne
seraient-ils pas bien pires? » Et j'ajoute avec le même
homme : « Continuons à faire ce qui est en notre
pouvoir pour amener à bonne fin ce cher enfant. Le
bon Dieu fera le reste. » Le sourire revint sur les

lèvres de mon père. C'est un des moindres résultats
de cette puissance que donnent à ma bonne mère sa
vertu et toutes ses charmantes condescendances.

17 mai.

Il faut encore aujourd'hui me donner une mauvaise
note. La conversation m'a entraînée jusqu'à l'admiration de ma pensée. Quelle folie ! Et qu'il est vrai de
dire que quand un élément spirituel se mêle d'être
coupable, il l'est à la façon des démons ! Combien aussi
j'ai senti l'éloignement de Dieu à ma prière du soir !
On aurait dit qu'il avait mis l'immensité entre son
cœur et le mien. Chère Anna, que tu dois être bénie
de cette belle simplicité que tu gardes, avec tant de
piété et de convenance, en toute occasion !

18 mai.

On m'a offert aujourd'hui un bien bon et agréable
traité de civilité. C'est un cérémonial de l'âme
chrétienne, avec toutes les inspirations qu'une suave
charité peut faire naître en faveur de tous ceux que
l'on pense rencontrer dans la vie sociale. Et puis que
de belles idées dans la préface ! Comme cela me fait
une leçon de plus sur les avant-propos que je passe si
volontiers, et qui cependant donnent parfois de si
belles et bonnes lumières sur l'ouvrage et sur l'auteur ! « Les anciens représentaient la Gorgone avec
des serpents pour cheveux : ils avaient tort ; il leur

eût suffi, pour atteindre leur pensée, de représenter la plus magnifique forme humaine, sans aucune
expression de bienveillance. »

« Dieu a semé la beauté autour de nous avec une
profusion qui étonne et ravit la pensée. De l'étoile au
grain de sable, de l'insecte jusqu'à l'homme, tout est
lumière, harmonie, grandeur, bonté, et l'infinie petitesse elle-même cache tous ces caractères dans les
plis imperceptibles des créatures qu'elle recèle. L'œil
du ciron est aussi merveilleux que le nôtre, et Salomon s'arrêtait devant l'hysope après avoir étudié le
cèdre. Mais tôt ou tard, a dit un sage, nous ne
jouissons que des âmes. Aussi la bonté est-elle la
première dans la hiérarchie de la beauté. Au dessous
de toutes les autres, est la beauté matérielle. C'est
pourquoi si magnifique et si vrai qu'en soit le spectacle, notre imagination seule s'en éprend. Notre âme
ne peut aimer ce qui n'a point d'âme pour nous
répondre, et l'attrait qui nous pousse vers les scènes
de la nature n'est qu'une inspiration qui s'épuise
aisément. La fleur nous voit passer sans nous rien dire
de son parfum ; l'arbre nous tient sous son feuillage
sans nous rien donner que son ombre : seule l'âme
humaine possède la bonté qui réjouit et qui console. »
J'y remarque aussi, dans mon livre, cette salutaire
étude sur le droit et le devoir en faveur de ce qui
est dû au prochain de la rue.

« Une femme brillante et hautaine vous voit venir,

elle indique par son attitude une certaine résolution
à l'impolitesse. Vous descendez avec calme, et : —
Passez, madame, passez sans obstacle, j'ai déjà un
peu triomphé de vous et de moi. Une pauvre femme
mal vêtue et de visage bien modeste vous voit venir ;
déjà elle cherche la place de son pied sur le pavé
glissant. Vite, vous la devancez : un hommage à la
pauvreté modeste et faible que tout le monde opprime
et dédaigne, c'est chose bien jolie. »

Oh ! nous oublions trop la fécondité merveilleuse
des principes chrétiens. Le moindre devoir rempli
sous cette bienfaisante influence a ses conséquences
imprévues qui naissent sous nos pas pour nous produire un surcroît de mérites et de délicieux plaisirs.
Vous ne voulez être que patiente avec courage, vous
devenez tout de suite bienveillante sans effort ; puis
votre bienveillance va se transformer en une sorte de
vertu gracieuse qui déterminera l'apparition d'une
foule de charmants petits actes de vertu.

Comme vertu humaine venant du naturel aidé de
l'éducation et se bornant à un intérêt de société,
· l'aménité fait déjà le charme de nos rapports avec
les hommes, et reçoit pour récompense l'affection
de ceux à qui nous avons affaire. Mais c'est trop
peu comme attribution de la charité ; partant d'un
cœur pieux, elle empreint tous nos mouvements
d'une véritable bonté, se répand dans nos moindres
actions, porte dans tous nos discours l'onction

chrétienne, et recevra son prix de Dieu même.

Il y a deux sortes de politesse. Vous, Elise, qui voulez plaire à tous par amour de vous-même, vous avez la politesse personnelle et tout humaine des égoïstes et des gens du monde. Malgré toutes vos gracieusetés, je ne puis m'empêcher de voir dans votre permanent sourire le constant désir de plaire : c'est vous que vous servez. Vous, Marie, qui voulez avant tout soutenir la cause des vrais disciples de l'Evangile, et qui, sans retour sur vous-mêmes, avez pour tous des égards bienveillants et consolateurs, vous avez une politesse céleste. Aussi le cachet du désintéressement brille sur votre front quand vous obligez le prochain.

Ceux qui savent avoir quelque grande mission à remplir dans la société, comprennent bien vite qu'ils doivent surtout acquérir l'esprit ou au moins les habitudes extérieures de l'aménité. Et on les voit affables et polis quand même l'incognito les protége et que la surprise pourrait les excuser. Pourtant, nous autres chrétiens, nous sommes appelés à défendre des intérêts divins, à les défendre en toutes nos œuvres et devant tous nos frères. Il en est que nous ne pouvons édifier que par quelques signes extérieurs, qui ne sont pas témoins de nos vertus, et nous leur donnons occasion de former contre notre charité des soupçons qui compromettent notre foi. Oh ! que nous sommes lâches et vains !

26

Toute cette civilité est vraie et bonne pour vous,
Mlle Clotilde ; vous êtes encore un disciple plein de
vous-même. Et c'est bien plus souvent au gré de
votre humeur et de vos penchants que vous agissez,
qu'au gré de vos principes. Etes-vous vraiment chrétienne, en exigeant d'autre titre que ceux de frères
en Jésus-Christ, lorsqu'il s'agit de rendre quelque
devoir de politesse ? Croyez-vous que pour être moins
élégante de parure et d'éducation, on en sentira
moins l'indélicatesse de vos procédés ? ou pensez-vous
qu'en vous montrant fièrement impolie, vous tirerez
une noble vengeance des omissions de civilité à votre
égard ? Non , mademoiselle, la vraie noblesse ne
donnera jamais le démenti à l'Evangile. Mais assez
grondé... A vous, ma chère patronne, qui avez su
convertir le plus fier des Sicambres, je promets,
avec la grâce de Dieu et votre secours, de me
corriger.

23 mai.

Ces pensées, que je viens de revoir dans la correspondance de ma respectable amie, trouveront leur
place sur mon album, entre les deux petites images
où figure la charité avec tous les attributs de sa
divine protection. « Oui, chère fille, la raison bien
conduite est déjà indulgente, parce qu'elle est la
sagesse ; mais la piété l'est sans mesure, parce qu'elle
est la charité. — Le monde est souvent méchant par
légèreté. Il est plein d'erreur dans ses jugements, et

d'intolérance dans ses pardons, parce qu'il regarde mal et qu'il ne réfléchit pas. Sa conduite nous oblige à mettre dans la nôtre beaucoup de vigilance, de réserve et de bonté. Elle nous impose l'obligation de mettre nos petits actes en rapport avec nos plus grands principes. Voyez comme cette pauvre Léonie est devenue l'objet des sarcasmes de ce monde, parce qu'il ne voit pas qu'elle vaut beaucoup mieux que sa conduite extérieure. Elle a des qualités essentielles, des vertus solides et de légers défauts, mais un esprit d'indépendance qui ne veut point toujours des assujettissements de la prudence, de la politesse et des égards qu'impose la société. Alors il est facile d'être victime d'une sévérité qu'elle garde toujours avec ceux qui la blessent. Peut-être l'avenir de cette pauvre enfant en sera-t-il compromis dans la part de bonheur qui pouvait lui être destinée. La Providence ne doit point de miracles à ceux qui ne lui font point de sacrifices. » — « Il ne faut pas, disait l'autre jour une prudente du siècle, inspirer trop de piété aux jeunes personnes. C'est les exposer à se trouver déplacées dans la vie. » Ne pensez-vous pas, chère Clotilde, que ce soit le meilleur moyen de se tenir ferme et dispos en toute position, que de s'appuyer toujours sur le cœur et la main de Dieu ? En voyant des âmes pieuses et fortes soutenir avec tant de peines certaines épreuves de plaisir ou de douleur, ne vous est-il pas arrivé de vous demander com-

ment faire avec une moindre dose de foi et d'amour ?

Ce matin Anna est venue m'apporter la traduction de cette pensée d'un jeune poëte allemand et protestant ; avec quel pieux accent elle m'a répété la mélancolique poésie de ce jeune auteur sitôt enlevé à la littérature allemande !

A Marie.

« Laisse-toi fléchir, ô ma douce Mère ! donne-moi un signe de ta clémence. Tout mon être repose en toi, et je ne te demande qu'un moment.

» Souvent, dans mes rêves, je t'ai vue si belle, si compatissante, portant sur ton sein un Dieu-enfant qui semblait avoir pitié de moi enfant comme lui. Mais toi tu détournais ton auguste regard pour l'élever dans les cieux.

» Qu'ai-je fait pour t'offenser ? mes ardentes prières ne sont-elles pas à toi ? ton sanctuaire n'est-il pas le reposoir de ma vie ?

» Marie, je t'ai vue dans mille tableaux, mais nul ne t'a peinte telle que je t'ai vue dans mon âme. Je sais seulement que, depuis cette apparition divine, le bruit du monde passe autour de moi comme un songe, et que le ciel est descendu dans mon cœur. »

Nous regrettions ensemble la perte de ce jeune poëte mort à vingt-neuf ans, et toutes deux nous sentions le vif désir que la sainte Vierge lui ait accordé

la grâce du salut. Puis nos sentiments débordaient pour les bons auteurs chrétiens, ces bienfaisants amis dont l'âme arrive jusqu'à la nôtre, qui nous instruisent, nous édifient et nous consolent, sans nous avoir jamais rencontrées dans la vie, et qui font vibrer les plus nobles fibres de notre cœur, sans recevoir aucun hommage de notre amitié terrestre. Aussi voulions-nous de tout cœur décliner leurs noms à Dieu, et les lui recommander dans le *Répandez, Seigneur, vos bénédictions...*

Combien nous étions attendries à ce mot du poëte allemand : « Toi, tu détournais ton auguste regard.»

Nous nous rappelions les regrets et les prières de plusieurs compagnes protestantes qui demandaient avec une pieuse angoisse, pourquoi on les avait faites orphelines, malgré ce testament sacré : « Fils, voilà votre mère! » Elles aussi poursuivaient, du regard de leur cœur, la Mère de leur Dieu et de leur frère, et demandaient pourquoi on ne voulait plus de son amour parmi les leurs. . . . .

. . . .

« La froideur spirituelle de l'âme, cette froideur causée par la tristesse de l'esprit, est moins dangereuse que les épanouissements de l'amour-propre.» Cette réflexion de notre vénérable pasteur m'a été bien salutaire. Il m'arrive si souvent de passer de l'agonie de l'esprit à la satisfaction vaine, de me laisser accabler par l'une et enivrer par l'autre, que

j'ai besoin d'être régentée avec la sagesse chrétienne en ces différentes situations.

27 mai.

Une lettre d'hier nous apprend la prochaine arrivée de mon frère. Mme A... est déjà venue nous dire combien elle se réjouit de revoir M. Paul, de causer avec lui, puis de joindre son éloquence à la sienne pour me prouver que ma sagesse antique détruit les grâces de la jeunesse et que ma vie de retraite n'est pas de saison. Je suis heureuse de penser qu'elle jouira beaucoup moins de son amabilité, puisqu'il est revenu des erreurs qui motivaient la prédilection de Mme A... Ma bonne mère partage ma joie; elle disait l'autre jour que les femmes philosophes ne cessaient jamais d'être malfaisantes, à moins qu'elles ne deviennent assez ridicules ou assez mauvaises pour se faire mépriser ou haïr.

Elle ajoutait que beaucoup d'esprit et peu de foi est un malheur moral qui peut causer tous les autres. Moi j'ai pensé que Mme A... doit être quelque lutin comme ceux qui habitent toutes les sphères de l'homme. Elle amuse mon père, ce me semble, elle le fait rire et se contente de ce succès; ma mère, gardant toujours sa dignité, parvient habituellement à l'adoucir, dans l'espoir de lui faire du bien. Mais cela me semble très-difficile.

Que cette arrivée de mon frère me réjouit et m'agite! Combien de sortes d'émotions peut renfer-

mer un sentiment! Chères années de ma première
jeunesse, où je sentais si doucement battre mon cœur,
qu'il me semblait toujours l'avoir sous la main de
Dieu, où êtes-vous déjà? Celles qui vont suivre ne
sont-elles pas chargées de plus grands devoirs encore?
Votre grâce, Seigneur ! et je pourrai tout en Celui qui
me fortifiera.

Une lettre de ma respectable amie.

Il faut donc encore vous gronder, chère fille, de
vous laisser dominer par la maîtresse d'erreurs que
depuis si longtemps nous cherchons à mâter ! N'est-il
pas sage de détourner vos yeux de toutes ces images
composées par la conjecture? est-il chrétien de livrer
ainsi votre cœur à tous les mouvements de la crainte
et à l'excès des sentiments? Pour bien voir, bornez
votre coup d'œil; laissez à la divine Providence le
soin des lointains horizons. Il lui arrive souvent de
commencer miraculeusement les tableaux par les
ombres, la lumière y arrive plus graduée et moins
dangereuse.

Courage et toujours courage, et avec vous-même,
et contre les séduisantes insinuations du monde, de
ses apôtres et de ses disciples ! Que votre philosophie
domine la leur de toute la distance qui sépare les deux
écoles. Mais que ce soit avec cette suave modestie qui
vient de la foi et de la charité. Le difficile et le sage,
c'est d'être, chère Clotilde, assez semblable aux autres

pour ne pas leur déplaire, et assez différente pour
ne déplaire ni à Dieu ni à ses amis : « L'Evangile et
l'Eglise nous ont tout appris, et lorsqu'une pensée
intelligente, forte et féconde nous arrive, quelle
qu'elle soit, nous ne faisons que nous souvenir. Suivez bien la conduite toujours divine de la Providence,
et sa maternité vous apparaîtra toute lumineuse dans
ce soin qu'elle prend d'opposer vos inquiétudes et
vos tristesses à vos espérances de bonheur, et toutes
les entraves de ce monde aux jouissances qui pourraient vous détourner de l'autre. Bonne amie,
admirez avec moi, comme toutes les natures, malgré
la différence des caractères, sont faites pour la religion, et ne sont achevées et refaites que par elle !
Combien il est rassurant et doux de voir accueillies de
Dieu toutes ces pauvres âmes dont les torts légers et
les travers innocents nous trouvent si souvent pleins
de sévérité ou de malice.

Au revoir, soyez bien confiante; je vous répète
que cette bonne Providence a dans ses inépuisables
trésors tout ce qu'il faut à vous et aux autres.

22 juin.

Il m'a semblé ce matin que l'orateur qui nous
a parlé le faisait avec trop de soin pour toucher l'âme.
Il disait les douleurs de la vie avec tant d'art et des
périodes si soignées, que je n'ai pu goûter l'abán-
don des larmes. Je n'aime pas trop d'élégance pour

annoncer les sublimes enseignements de l'Evangile. Ma mère m'a grondée de ma critique. Anna m'a dit en riant que j'avais l'esprit austère. Eh bien! c'est peut-être une grâce pour me préserver des écarts si faciles à mon pauvre cœur. Oui, je le sens, et je désire être préservée de l'attrait que l'on trouve à certaine manière de dire et d'écrire. Je ne veux pas que l'on poétise la description des penchants mauvais : je veux que le péché soit toujours laid sur les lèvres et sous la plume de celui qui doit le maudire, comme dans l'âme de celui qui le commet.

14 juillet.

« Oui, Dieu rend toujours avec usure. Sommes-nous justes, il est libéral; généreux, il est magnifique; prodigues, il est infini. »

Parfois cependant, la pusillanimité de mon âme, l'égoïsme de mon cœur leur font craindre les exigences divines. Après une chose, Dieu en demande une autre. Il demande toujours. Si cela continue, me disais-je, il ne me restera plus rien. Dieu aura tout.

Oh! mais demain ne reprendrai-je pas ce que j'ai donné aujourd'hui? Les enfants entre eux tiennent à honneur de se laisser les dons qu'ils se sont faits ; pourrais-je redemander à Dieu ce que je lui ai offert?

« Pour chacun des enfants de la foi, le travail « d'amélioration commence au berceau et ne finit qu'à » la tombe. Si l'on craint d'être surpris et que le

» temps ne manque, il faut s'y prendre de bonne
» heure, c'est-à-dire jeune. On doit, s'il est néces-
» saire, prévenir le lever du soleil, car ce n'est
» pas quand la nuit tombe que l'on peut agir. »

.   .   .   .

Mon frère est marié à une femme du choix de ma
mère et qui plaît à tous. On ne l'a pas prise dénuée
de fortune, mais pas non plus parce qu'elle en a. On
eût pu en trouver beaucoup plus, mais avec moins de
certitude quant aux qualités, à la piété, à la vertu;
et ma digne mère a considéré tout cela avant autre
chose, bien convaincue aussi que la bénédiction
d'en haut ne tombe pas sur les unions formées par la
cupidité.

Une lettre de ma maîtresse amie.

Vous m'attendez, chère fille, avec la patience que
donne l'usage de la vie, et les bonnes ressources que
Dieu y met providentiellement selon nos besoins.
Voyez comme tout s'arrange au tour de vous, et comme
les âmes se disposent au bien. Tout cela se fait doucement, et sans doute l'épreuve se trouve encore sur
votre voie. D'ailleurs un cœur exigeant et une intelligence tant soit peu pénétrante seront toujours mal à
l'aise au milieu des pauvretés de ce monde. Il faudrait bien se désabuser un peu plus, et travailler à

détruire cette ténacité que nous gardons pour chercher en cette vie ce qu'elle ne donnera jamais. Quant à vous, mon amie, il vous est facile de voir que le bon Dieu vous fait encore bien des concessions qu'il ne vous fera pas toujours. Jouissez des gâteries d'en haut sans vous y habituer : le temps s'en passe tous les jours ; il faut que le courage grandisse pour ne pas se trouver au-dessous de l'épreuve. Je sens que je ne suis plus à l'époque des priviléges enfantins, et je pleure, souvent, chère amie, ceux avec qui j'avais jusqu'alors cheminé ici-bas. « Après les peines et les douleurs de toutes sortes, chaque famille, chaque âme marche vers le terme. Autour de soi jusqu'au dernier jour on ne rencontre pas autre chose. » Trois excellentes âmes m'ont quittée cette année. Chère amie, combien sont douloureux pour moi les regards jetés sur le passé, et combien chaque jour ils le seraient davantage si ce n'était l'espérance chrétienne! Il est question quelque part d'une fleur qui résiste aux plus rudes hivers, continuant de fleurir. C'est l'homme qui dans les derniers jours d'adversité ne perd pas courage, et demeure joyeux et calme comme aux plus beaux jours. Cet homme-là, mon amie, ce n'est pas assez moi. Demandez à Dieu que sur le seuil de la patrie j'en désire plus vivement les joies. Ces amies enlevées de ce monde vivaient loin de moi, et en les perdant j'ai senti qu'elles en étaient tout près. Vous voyez, Clotilde, combien je compte sur votre cœur :

j'y déverse mes peines avec l'abandon de la confiance.
Déjà vous avez souffert; cela vous a donné de l'âge,
et nous pouvons réellement être amies.

Oui, chère enfant, c'est tout de suite avec l'orgueil
de notre zèle que nous voudrions voir le changement
de ceux qui nous tiennent de près. Mais c'est avec
une adorable industrie et sur des plans tous différents
des nôtres que Dieu l'opère.

Gardez, ma fille, ce saint désir de la conversion
des vôtres. Si les femmes n'arrivent pas toujours à ce
but, c'est que trop souvent elles le perdent de vue
et cessent de le poursuivre avec foi et charité. Comment aimer pour si peu de temps et supporter l'idée de
l'éternelle séparation? Oh! ne vous lassez pas, ma
chère amie, d'implorer Dieu par vos vertus : ce sont
des suppliantes infaillibles. Qu'on vous voie toujours
dévouée quand il faut secourir, agréable quand il faut
distraire; et les cœurs seront à vous. Dieu les prendra de votre main pour les combler de grâces.

. . . .

12 août.

Ma bonne mère est bien souffrante, et je la crois
plus malade qu'elle ne veut le paraître par ménagement pour nous. Oh! mon Dieu, épargnez-moi. Elle
garde bien souvent sa chambre où elle est édifiante
comme partout; mais que cela me fait mal! « Ma
bonne fille, me disait-elle ce soir, la cellule fidèle-

ment gardée devient douce à la longue , et la mienne
avec tes bons soins me semble délicieuse. Quand je
pense au malade dénué de tout en son cœur et en son
corps, j'ai presque peur de tous ces dons immérités,
et je voudrais partager ton dévouement et les bienfaits
providentiels avec tous ceux qui souffrent. »

17 août.

La belle journée que j'ai passée à la campagne
avec cette bonne mère qui ne souffrait pas du tout !
Mon Dieu, que votre création est séduisante ! Comme
tout y mérite l'admiration de notre intelligence et la
reconnaissance de notre cœur ! J'y ai senti tout le
jour l'enthousiasme de mon âme. Ma mère jouissait
de toute la sienne en me faisant répéter , sous ce beau
ciel et ces charmants ombrages, tous ces versets
appris autrefois près d'elle.

« Ce que j'aime dans la beauté des champs, dans la
» douceur des ombrages et la fraîcheur des eaux,
» dans l'aspect imposant des mers , dans leur mou-
» vement et leur immensité, c'est vous, Seigneur.

» Ce que j'aime dans le calme des cieux, dans les
» fleurs du printemps et dans les fruits de l'été, c'est
» vous, Seigneur.

» Ce que j'aime dans toutes les œuvres de vos
» mains et dans toutes les créations du génie de
» l'homme, c'est vous, Seigneur.

» Ce que j'aime partout où il y a de la vertu et de

27*

» la piété, de la charité et de la pureté, c'est vous,
» Seigneur.

» Ce que j'aime partout où je vois de la noblesse
» et de la grandeur d'âme, ou de la simplicité et de
» l'humilité, c'est vous, Seigneur.

» Seigneur, je vous aime dans ce que l'affliction a
» de plus amer, parce que vous consolez ceux qui
» pleurent; dans ce que la tentation a de plus ter-
» rible, parce que vous accourez aux cris de celui
» qui vous implore.

» Seigneur, je vous aime dans tout ce que l'in-
» justice a de plus affreux, parce que vous avez dit :
« Heureux ceux qui souffrent! » — dans ce que
» la douleur a de plus aigu, parce que vous re-
» tournez de vos mains la couche du malade.

» Seigneur, je vous aime dans ce que la mort a de
» plus triste, parce que vous en avez fait le passage de
» la terre au ciel. »

19 août.

Un objet de toilette m'attendait au retour. Il y manquait une certaine grâce que voulait y voir encore ma
petite vanité; j'en pris de l'humeur et le renvoyai
à l'ouvrière avec une réclamation impatiente.

Combien je me rappetisse par mes petites passions,
et que j'ai lieu de m'émerveiller de ma misère, tout
près du moment où je m'étais sentie sous le charme
de la reconnaissance des bienfaits divins !

Plus tard.

Cette chère maîtresse et amie a bien soin de moi dans mes peines.

Anna mariée, partie!... du côté de l'amitié, je vois déjà le désert devant mes pas.

Ma bonne mère souffre de nouvelles douleurs.

Mon Dieu, mettez votre main sur mon âme.

« Laissons faire notre grand Dieu, me dit mon amie, et remplissons avec le calme de la confiance ces tâches imposées par les accidents et les malheurs de la vie. C'est le vrai moyen d'honorer la Providence et d'attirer sur nous sa divine compassion. »

Encore plus tard.

J'ai appris qu'Anna pousse la charité jusqu'à visiter les prisonniers. C'est partout et toujours l'ange du malheur ; sa vertu n'a pas failli devant les flatteuses gâteries d'une nouvelle famille ni devant les nombreux devoirs de société ; elle grandit, au contraire, chaque jour, et en fait le modèle de toutes les femmes de bonne volonté. Anna est sainte, gracieuse, humble, toujours oublieuse d'elle-même, et parfaitement incertaine sur tous ses mérites.

Lecture que ma bonne mère m'a fait faire ce matin.
La maladie dans l'exil.

O vous qui, atteint par la souffrance dans votre pa-

trie, dans votre demeure, au milieu de ceux qui vous aiment, vous entourent et vous soignent, ne laissez pas de vous lamenter et d'accuser la Providence!

Avez-vous pensé au voyageur qui, tombant malade loin de son pays, se couche dans un lit d'étranger, entend autour de lui une langue qu'il ne comprend pas, ne rencontre que des regards indifférents ou cupides, demande un verre d'eau et n'est pas compris?

Avez-vous pensé au passager malade que le vaisseau dépose dans le premier port, à douze cents lieues des terres qu'il cherchait; qui d'un rivage inconnu regarde fuir à l'horizon les voiles du navire, et avec elles la dernière espérance de la patrie?

Avez-vous pensé à l'exilé qui avant de mourir voulait revoir sa vieille mère, et qui, sentant son mal s'aggraver, prévoit qu'une sépulture anglaise ou allemande cachera son nom même à tous les yeux?

Avez-vous pensé au pauvre matelot que vient d'atteindre un mal funeste? Il est transporté dans l'infirmerie du bord, haute de quatre pieds, et là, soigné par un camarade, regarde avec effroi le grand linceul mouvant qui s'est refermé sur tant de choses.

Avez-vous pensé au missionnaire égaré dans les steppes, trahi par ses forces, épuisé de fatigue? Brisé par la fièvre, il s'étend un soir sur des lianes sauvages, et envoie son néophyte à trente lieues de là réclamer un secours incertain.

Et à l'admirable fille de Saint-Vincent, qui tombe un jour sans forces dans un lazaret de Damas ou de Beyrouth ?

Et au jeune soldat qui, blessé ou atteint de contagion, s'affaisse sur le bord de la route, voit passer devant lui ses frères et ses amis, perd de vue son drapeau et la France, et arrive, au bout de deux jours de martyre, à l'ambulance improvisée dans un ravin de la Crimée ou du Liban ?

Et à tous ceux qui souffrent sans secours, loin de leur mère, loin de leurs enfants, loin de leur pays, sans un sourire qui les fortifie, sans une caresse qui les console, et qui cependant, comptant sur la Providence en ce monde ou sur la grande réparation du ciel, souffrent sans lâcheté, sans désespoir, sans murmure, et souvent même en bénissant Dieu?

MON JOURNAL

Je n'ai plus guère le temps d'écrire mes pauvres réflexions, ni même les riches pensées des bons auteurs ; plus le temps, pour ainsi dire, de penser à moi. Mais l'âme se sent rectifiée par les douleurs de ceux qu'on aime. Depuis que ma mère souffre, je ne puis plus guère désirer autre chose que le service de Dieu, puis celui de mes chers parents. Je sens aussi que le devoir est le seul calmant dans le malheur.

.   .   .   .

On me demande souvent quelle est ma vocation, et ma bonne mère s'occupe de mon avenir.

Mon Dieu, moi je n'en suis pas inquiète, et je ne trouve en mon cœur que le vœu d'être un peu utile. On dirait que la Providence veut me laisser au service de mes chers parents à cause de la générosité qu'ils ont toujours mise à me donner à celui de Dieu. Si j'avais entendu distinctement un appel qui m'eût enlevée à leur affection en me dévouant à la prière ou aux douleurs des pauvres, ils m'auraient laissée aller, ma mère par sa conscience de chrétienne, mon père par son équité paternelle.

.   .   .   .

Comment arriverai-je à écrire tout ce qui déborde de mon cœur? Cependant je veux chercher à mettre dans mes sentiments, dans les conseils que j'ai reçus, dans les lumières qui ont brillé à mon âme, un peu de cet ordre qui m'aide à enregistrer les bienfaits de mon Dieu.

J'ai vu et déclaré mon impatience fréquente avec mon père. — Qu'y avez-vous gagné? La réponse était contre moi. — Il faut demander peu à ceux qui ne sont pas encore bien près de Dieu, mais leur montrer beaucoup de douceur et d'amabilité.

Que de choses touchantes au sujet du prochain! Avec les supérieurs, respectueuse amabilité; avec les égaux, abnégation pleine de mansuétude; avec les inférieurs, autorité toute douce et toujours bienveil-

lante : il faut alléger leur fardeau, consoler leurs peines, avoir avec eux aussi une amabilité qui leur charme le cœur. Pourquoi ne pas chercher parfois à appeler le sourire sur leurs lèvres?

Je l'ai senti à vos pieds, ô mon Dieu! aucune affection ne pourra jamais me suffire, quelle qu'en soit la puissance; elle ne pourra même jamais me satisfaire. — La volonté divine ne se manifeste-t-elle pas dans ce sentiment? — L'attrait que je trouve dans cet état, où l'on jouit pleinement de la liberté des enfants de Dieu, où l'on va de son père à sa mère, de l'un et l'autre au tabernacle, du tabernacle aux pauvres, pour revenir ensuite donner son cœur, ses soins et son amabilité à la famille et à ceux qui y viennent: tout cela n'est-il pas le conseil d'en haut?

— Oui, rester où je suis est pour moi d'un attrait enchanteur, et je n'en ai point pour un autre état. — Non, je ne veux point d'autre famille que mon père et ma mère, point d'autres enfants que les enfants de Dieu, les pauvres; mon bonheur dépend seul de celui de mes parents. — Certainement on peut faire de grandes choses avec un peu de charité, la liberté de la vie et quelque fortune. — Sainte Thérèse n'a-t-elle pas sanctifié toute sa maison avant d'aller réformer le Carmel? Et Mlle Legras, et tant d'autres? Et cette pauvre vieille fille qui a fondé la plus puissante œuvre de charité contemporaine? — Cette position n'a-t-elle pas ses illustrations plus que les autres? —

Et quand je ne servirais qu'à la sanctification d'une seule personne chère et respectée, ne serait-ce pas bien digne du cœur de Dieu? Le bonheur de mes parents, la pensée d'être le soutien, la consolation de leur vieillesse, peut-être le secours donné à mon frère pour élever sa famille : tout cela n'est-il pas suffisant à mon cœur ici-bas? n'y a-t-il pas là de quoi remplir une belle existence? — J'ai entendu bien des voix qui m'appelaient égoïste; mais quel égoïsme, Seigneur! Et qu'il me serait doux de le pratiquer, aidée de votre grâce, gardée de votre œil vigilant et sanctificateur. — Après m'être entretenue de tout cela devant les autels, il me semblait entendre Marie m'attirer tendrement vers elle et me montrer de blanches couronnes. Il y avait, dans cet avenir, des parfums, des concerts et des accueils célestes qui ravissaient mon âme. Les vents et la tempête s'étaient déchaînés au dehors tandis que je m'entretenais de tout cela devant Dieu. A mon retour on me parlait de l'ouragan qui s'était élevé en mon absence. — C'est vrai, répondis-je; j'ai cru que l'Eglise allait prendre son vol vers le ciel, et j'étais bien, puisqu'elle partait avec moi. On plaisanta sur mon égoïsme, mais ce mot était pour moi plein de suavité.

.   .   .   .

.   .   .   .

Nouvelles douleurs de ma mère. On commence demain un autre traitément. Mon Dieu, vous êtes en

toutes choses : vous êtes dans le rayon d'intelligence
qui éclaire notre esprit, et dans celui du soleil qui
éclaire nos yeux; vous êtes dans le sacrement qui répare la santé de notre âme, vous êtes aussi dans le
remède qui répare la santé de notre corps. Oh! soyez
dans celui que l'on ordonne à ma mère chérie,

Mon Dieu, je vous adore sous le voile de ce calice amer ; agissez-y pour ce soutien de ma vie, pour
cette amie de mon âme.

Ce que m'a écrit hier ma maîtresse amie.

Courage, ma fille, pour résister à toutes les sugges-
tions délétères ! Courage pour persévérer dans la foi
et la vertu, malgré l'indifférence et les vices du grand
nombre !

Courage pour vouloir atteindre à la perfection
autant que possible en ce monde !

Courage dans la fortune pour en jouir toujours avec
modestie sans attachement déréglé, pour faire la charité jusqu'au sacrifice ! Courage pour supporter les
grandes afflictions qui d'ordinaire tombent sur ceux
que le Ciel a favorisés des pauvres biens de la terre !

Courage pour arracher sans cesse votre regard de
l'étroit horizon qui le borne, et le reporter souvent
sur l'étendue de notre vrai ciel !

Courage dans la médiocrité et même dans la pauvreté, si elle avait jamais lieu ! courage pour y travailler sans dédain, pour y soutenir avec honneur

l'intelligence et la sage économie de la femme chrétienne !

Courage pour supporter l'isolement du cœur ! Il
n'est aucune position sur cette terre où on ne le
sente plus ou moins, car Dieu seul peut suffire à
l'homme !

Courage donc pour savoir vous passer des affections que vous refusera la divine Providence ! Voyez
tous les trésors de compassion, de sensibilité, de
dévouement qu'elle a mis en vous, puis tous les
infirmes et les délaissés du monde, et dites-moi
s'il est possible d'être jamais embarrassée de son
cœur, quelque vaste qu'il soit !

Courage pour lutter contre les souffrances réelles
ou imaginaires que vous éprouverez par la perte de
ce que vous possédiez, ou l'omission de ce dont vous
espériez jouir !

Et courage pour rester bonne, douce et bienveillante parmi les méchants, malgré l'oubli, l'abandon et
l'injustice !

Et pour rester aussi simple, et même ordinaire au
milieu des prétentions les plus extraordinaires !

Force d'âme pour tendre toujours vers Dieu à
travers les ténèbres, malgré les mystérieuses épreuves
de votre âme !

Courage pour subir les petits et les grands ravages du temps sans ridicule ni lâche désolation;
pour penser à la tombe même aux plus beaux jours

d'ici-bas, parce que c'est le préservatif suprême !

Courage pour vivre et mourir comme Dieu le veut ; pour faire sanctifier et pour sanctifier vous-même le départ de la vie par les manifestations de la foi, afin de se ménager à soi et aux siens les magnifiques espérances de l'éternité, et tempérer les regrets si douloureux que peut causer la mort !

MON JOURNAL

Hier, je me trouvais bien disposée ; après ma communion, toutes les inquiétudes semblaient ne peser rien dans mon âme, au prix des consolations de la piété. Ma bonne mère souffre toujours ; mais elle souffre si bien, que je puise de nouveaux exemples dans cette autre phase de sa vie, et qu'à chaque instant j'y vois aussi de nouvelles bénédictions.

L'après-dîner, une visite et de délicates louanges me donnèrent encore lieu d'expérimenter combien sont fugitifs en moi les meilleurs sentiments, en présence de ce subtil ennemi, de cet amour-propre que je sens se réveiller si vite et si fort par ce qui le flatte. Pourtant j'ai l'intelligence de ses ravages ; je sais tout ce qu'il fait perdre aux yeux de Dieu.

Oh ! Seigneur, puisque c'est vous qui me jugerez, parlez-moi tout seul de moi-même, et faites taire les hommes.

Que peuvent-ils connaître à ma conscience ?

voient-ils mes intentions, et suis-je autre chose
que ce que vous voyez que je suis? Quand, mon
Dieu, mettrai-je mon corps, mon esprit et mon
cœur à vos pieds, avec l'expression de cet anéantis-
sement qui vous fait prendre en pitié notre poussière
humaine?

Vos anéantissements sont si grands qu'ils décon-
certent mon intelligence; mon âme en est charmée,
et pourtant je lève encore la tête ! Inclinez, Seigneur, votre main, et placez-moi dans votre cœur.

MON JOURNAL

J'ai bien envie de me donner une bonne note.
Ce matin je me suis trouvée bien condescendante
et presque bonne avec une jeune fille qu'il fallait
conseiller et consoler. — Mais c'est qu'elle est intelligente de cœur et d'esprit, et qu'elle m'exprime sa reconnaissance en termes délicats et
peut-être flatteurs. Toujours même infirmité spirituelle. Il faut pourtant que j'arrive à servir gratuitement le divin Rémunérateur.

Mars.

Aujourd'hui anniversaire de naissance de ma bonne
mère; elle a communié et m'a recommandé de
prier pour que Dieu lui fasse la même grâce au
jour du départ suprême. Ces sortes de demandes

sont toujours faites avec une si parfaite sérénité, que tout en moi est dominé par tant de vertu. Et puis j'espère !

Une pauvre veuve est venue hier demander à ma bonne mère de lui aider à s'examiner pour sa confession de Pâques. Pauvre petite créature ! Quelle délicatesse de sentiment, et quelle simplicité d'esprit ! En l'entendant, combien je sentais dans le mien de choses vaines et inutiles qui m'empêchent d'aller directement à Dieu ! C'est une faculté bien admirable que cette intelligence toute particulière qui répond à la vie spirituelle de chacun ; c'est comme un sens religieux. Nous nous sommes attendries ensemble, en nous rappelant la belle fin de son mari, fidèle Breton, qui avait mis tout son courage à mourir, regardant avec tant de douleur cette pauvre femme et leur petit enfant. Peu avant notre première visite, elle avait vendu presque pour rien sa magnifique chevelure, dont le prix devait retarder d'un jour ou deux la honte de demander l'aumône. Ma mère a pris de son enfant toutes sortes de soins, et donné à la veuve toutes les consolations que lui a suggérées sa charité si tendre. Elle nous dit qu'elle allait au cimetière prier pour son mari, et nous demanda une fleur pour l'attacher à la croix de la tombe qui lui est si chère. Nous lui donnâmes un bouquet d'immortelles, qui la fit pleurer, et ma mère lui promit de

demander une messe à l'intention de ce bien-aimé
défunt. La pauvre femme débordait de sentiments
et versait d'abondantes larmes de regret et de reconnaissance.

Plus tard.

Je n'ai pas écrit, oh ! mon Dieu, je n'ai pu que
pleurer, mais vous ne le défendez pas. J'ai pleuré,
je crois, sans trop vous offenser, et je pleurerai
ainsi, jusqu'au jour du ciel, celle que vous y avez
appelée ; mais votre grâce m'aidera à cacher mes
larmes à ceux que je dois consoler.

Qui me dira comment je dois supporter la perte
de cette bien-aimée mère, de celle qui m'aidait à
pratiquer toute vertu ? — Elle encore, me répondit
le guide de mon âme. Ce serait cesser de l'aimer
que de cesser d'écouter ses conseils et de suivre ses
courageux exemples. L'amitié chrétienne se traduit
à jamais au profit de la vertu. Vivez pour les
autres, rien ne guérit si bien le cœur. Croyez bien
d'ailleurs, ma chère fille, que les liens des affections légitimes ne se brisent point au ciel. Oh ! oui,
tout ce qui est vrai, tout ce qui est bon, tout ce

qui est pur, tout ce qui est appuyé sur Dieu et sur
sa divine volonté, reste et vit dans le ciel. Là nous
aimerons encore ceux que nous aurons aimés selon
Dieu sur la terre; là ceux qui nous étaient chers
prieront pour nous ; là ils pourront nous secourir et
nous soulager, et Dieu, dans sa providence tendrement attentive, leur fera connaître nos besoins pour
qu'ils puissent nous soutenir.   .   .   .   .   .

Ce que vous m'avez donné pour le temps a passé
comme le temps. Ce que vous m'avez donné pour l'é-
ternité, je le possède encore, quoique je ne le voie
plus. La mort m'a ravi mon affection la plus chère, et
j'ai nié la mort. « En sa présence, votre Eglise, mère
immortelle, allume des flambeaux, symboles de la
vie, et d'une voix assurée elle chante vos victoires
sur la mort. Celle qui n'est plus avec moi, Seigneur,
est avec vous. Je sais qu'elle vit, je sais que je vivrai.»
— « Elle est sortie de la vie, mais non pas de ma vie.
Croirai-je mort ce qui est vivant dans mon cœur ? »

Mon Dieu, qui, nous enseignant à prier, nous
avez appris à dire : « Père, que votre volonté soit
faite ! » mettez dans le fond de mon cœur le goût
divin de cette parole, afin qu'abandonnée désormais
entre vos mains, je ne mette plus mon bonheur
et mes espérances que dans l'accomplissement fidèle
de vos volontés éternelles.   .   .   .   .   .

ÉPILOGUE

Je devrais finir ici; car ces quelques pages échappées du plus intime de l'âme ne sont pas chargées de vous dire les événements et le dénouement de toute une vie. Mais cette intéressante conscience vous aura peut-être donné le désir de la connaître jusqu'au bout. Alors, par une concession bien douce à mon cœur, j'ajouterai pour le vôtre ce qui suit :

Dévouée à tous les malheurs de la famille, avec cette généreuse abnégation que donne une vraie piété, séchant ses larmes pour s'occuper de tout ce qui pouvait adoucir le chagrin de son père, Clotilde parvint à lui donner encore d'heureux jours après ceux de son douloureux deuil. La récompense fut déjà grande en ce monde. Dieu lui accorda de voir ce père bien-aimé adorer Dieu et pratiquer une religion qu'elle avait su lui montrer si consolante et si aimable. Une autre épreuve ouvrait une nouvelle voie

à son dévouement. Elle devait devenir la mère adop-
tive des enfants de son frère, qui les vit tous jeunes
restés orphelins. La divine Providence l'avait sans
doute réservée pour la mettre à une tâche si touchante.

Toutes les jouissances de la jeune fille, goûtées
en cette petite chambre si aimée, furent remplacées
par d'imposants devoirs et par les profondes jouissances de la vertu. On ne se délecta plus guère
dans la bibliothèque choisie ; mais on en pratiqua
les enseignements, et l'on y revint quand les enfants purent y lire. Les pauvres eux-mêmes reçurent
moins de visites, tout le temps que les obligations
imposées par la nouvelle famille s'opposèrent à la fréquence des bonnes œuvres extérieures ; mais on les
reprit avec zèle, quand on put y associer les enfants.
Il n'est pas jusqu'à Mme A... qui n'ait gagné à ce vertueux et aimable contact. Peut-être lui est-il resté
une légère teinte de philosophie, mais c'est tout en
l'honneur de la vérité qu'elle en fait usage désormais.

On vit peu Clotilde dans le monde ; mais Dieu la
vit toujours en sa présence, avec cette humble et
intelligente abnégation de soi, qui ne fait que s'ac-
croître dans les labeurs de la vie.

« La sainteté fleurit au désert et grandit à l'orage;
c'est dans l'oubli, c'est dans le mépris des honneurs
qu'elle donne les fruits les plus savoureux, et le bien

qu'elle fait le plus, est celui que personne ne voit et qu'elle se dérobe à elle-même. »

Si ces lignes pouvaient tomber sous la main de Clotilde, elle s'en humilierait profondément, les terminerait par une confession, et ce serait la garantie de son triomphe. L'âme chrétienne ne se soutient sur la voie de Dieu et ne s'achemine à la perfection que par le souvenir de ses fautes, le sentiment de sa misère et la conviction que notre Père céleste, en couronnant nos vertus, ne couronne jamais que ses dons.

GLOIRE A LUI SEUL !

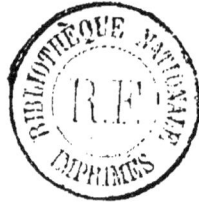

FIN

— LILLE TYP. J. LEFORT. MDCCCLXX. —

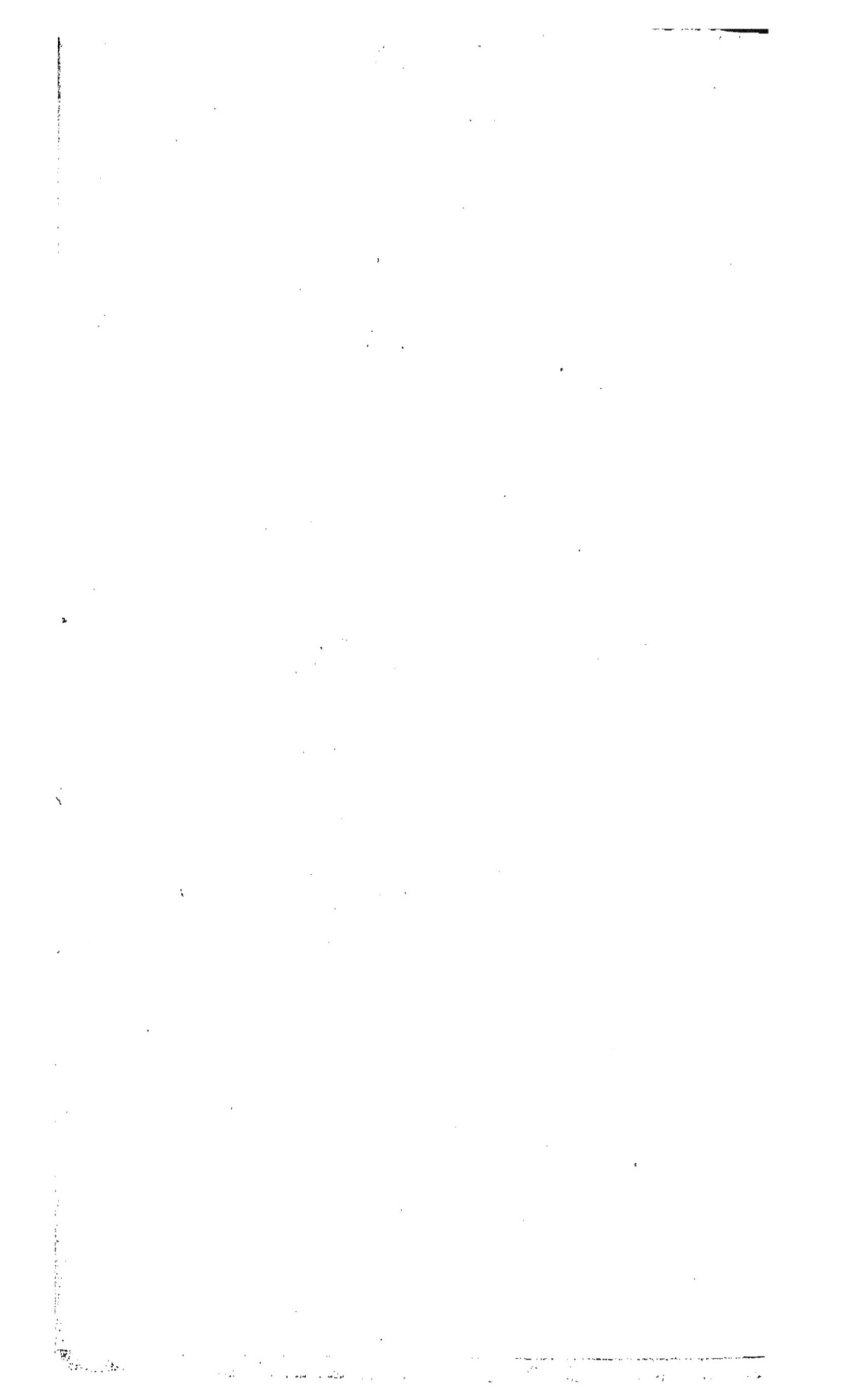

www.ingramcontent.com/pod-product-compliance
Lightning Source LLC
Chambersburg PA
CBHW060141200326
41518CB00008B/1107